El tratamiento de la acné vulgar en la mujer

El tratamiento de la acné vulgar en la mujer

Coordinador
F. Nürnberger

Con las contribuciones de
M. Breckwoldt · D. Fanta · H. Gerny · M. Kása
F. Neumann · F. Nürnberg · L. Török

Traducción: Juan Francisco Sarti

Walter de Gruyter
Berlin · New York 1990

Coordinador
Prof. Dr. Friedrich Nürnberger
Hospital Clínico Rudolf Virchow
Clínica y Policlínica Dermatológicas
Universidad Libre de Berlín
Augustenburger Platz 1
D-1000 Berlín 65

Aviso importante: La Medicina, en cuanto ciencia, se encuentra en continuo cambio. Investigación y experiencia clínica amplían nuestros conocimientos, especialmente en lo que concierne al tratamiento y a la terapéutica medicamentosa. Siempre que en esta obra se citen dosificaciones o aplicaciones, el lector puede confiar en que autores, coordinador y editorial han puesto el mayor esfuerzo para que esos datos correspondan al estado actual de conocimientos en el momento de preparar el libro. No obstante, todo usuario debe comprobar el folleto de instrucciones de los preparados empleados, para confirmar, bajo propia responsabilidad, si las recomendaciones de dosificación allí indicadas o las posibles contraindicaciones difieren de las presentadas en este libro. Semejante comprobación es especialmente importante con preparados raramente utilizados o con los de reciente introducción en el mercado.

Composición: Imprenta de libros y offsets: Arthur Collignon GmbH, Berlín. – Impresión: Gericke GmbH, Berlín. – Trabajos de encuadernación: Dieter Mikolai, Berlin. – Diseño de la cubierta: Rudolf Hübler, Berlín.

Registro de autores

Prof.Dr.M.Breckwoldt
Departamento de Endocrinología Clínica
Clínica Ginecológica Universitaria
Hospital Clínico de la Universidad Albert-Ludwig
Hugstetter Strasse 55
D-7800 Freiburg

Univ.-Doz.Dr.D.Fanta
Especialista en Dermatología y Venereología
Preuenhueberstrasse 10
A-4400 Steyr

Dr.H.Gerny
Médico especialista FMH en Dermatología y Venereología
Witikonerstrasse 3
CH-8032 Zürich

Prof.Dr.Neumann
Investigación clínica III
Schering AG
Müllerstrasse 172–178
D-1000 Berlín 65

Prof.Dr.F.Nürnberger
Hospital Clínico Universitario Rudolf Virchow
Clínica y Policlínica Dermatológicas
Universidad Libre de Berlín
Augustenburger Platz 1
D-1000 Berlín 65

Dr.L.Török
Dr.M.Kása
Bács-Kiskun Megyei Tanács Kórház
Boergyógyászata
Nagykoeroesi u. 15., Pf 109
H-6000 Kecskemét

Prólogo

La acné vulgar es la enfermedad más frecuente en personas jóvenes. Hoy se dispone de medicamentos altamente eficaces para la terapéutica externa e interna. Desde el descubrimiento de los antiandrógenos (sobre todo del acetato de ciproterona en el año 1962), con su efecto supresor del sebo, las mujeres con acné vulgar y deseo concomitante de contracepción tienen la posibilidad de recibir un tratamiento hormonal efectivo con una combinación antiandrógeno-estrógeno.

Los autores de este libro son especialistas en dermatología, endocrinología y ginecología, procedentes de la República Federal de Alemania, Austria, Hungría y Suiza. Los autores informan sobre los fundamentos de la terapia antiandrogénica de manifestaciones cutáneas de la mujer condicionadas por andrógenos, y ante todo sobre sus experiencias con la combinación acetato de ciproterona – etinilestradiol, que desde hace años ya se encontraba en el mercado bajo el nombre comercial de DIANE®, pero que ahora ha sido reintroducido en el mismo con el nombre DIANE®-35, una forma con menos estrógenos, más eficacia contra la acné vulgar femenina, y menos efectos colaterales.

Se comentan además todas las posibilidades terapéuticas modernas restantes de la acné vulgar. Con ello este libro es una útil obra de consulta para todos aquellos médicos confrontados con el problema de la acné vulgar femenina.

Berlín, junio de 1990 F. Nürnberger

Índice

Posibilidades terapéuticas de la acné en la mujer

H. Gerny

La acné vulgar es una de las enfermedades dermatológicas más frecuentes en nuestras latitudes. Aproximadamente un 80% de la población de Europa Central padece con mayor o menor intensidad esta afección en el transcurso de la pubertad. Dado que por una parte la acné afecta principalmente a la cara, y algo menos a la espalda y al pecho, y que por otra parte se presenta casi siempre en los jóvenes en una fase de la vida de transformación en hombre o mujer, esta enfermedad no queda limitada a la piel, sino que presenta además un componente psíquico, que, dependiendo del carácter del paciente, del momento de aparición y del entorno social, ostenta características más o menos acusadas. Junto con la administración de medicamentos de aplicación externa o interna, es muy importante explicar su enfermedad al paciente afecto de acné, orientándolo terapéuticamente.

Tabla 1 Factores etiopatogénicos de la acné

Herencia
Disregulación hormonal de la actividad de las glándulas sebáceas → seborrea
Profileración-retención-hiperqueratosis en el infrainfundíbulo
Microorganismos

El tratamiento de una enfermedad debe orientarse siempre a sus causas (tabla 1). En el punto central de la aparición de la acné se encuentra sin duda el aumento de la producción de sebo (seborrea), independientemente de si se trata de la forma seca (sicca) o de la oleosa. El flujo aumentado de sebo viene causado por un incremento de la respuesta de las glándulas sebáceas a las hormonas masculinas. Para que partiendo del tipo cutáneo seborreico se pueda desarrollar una acné, junto a la producción aumentada de sebo es necesaria una hiperqueratosis de proliferación-retención en el infrainfundíbulo de los folículos pilosos. En la aparición de las formas inflamatorias de acné juegan un papel decisivo tanto el Proprionibacterium acnes como los estafilococos.

Rasgos fundamentales del tratamiento de la acné

Dado que la acné, como ya se ha explicado, es un cuadro morboso multifactorial, requiere siempre un tratamiento combinado:

1º Reducción de la producción de sebo = sebosupresión
2º Queratolisis en el infrainfundíbulo = queratolisis
3º Disminución de los microorganismos = antibióticos

1º Reducción de la seborrea (tabla 2)
Una leve disminución de la seborrea, de aproximadamente el 10%, se consigue mediante irradiación UV-A regular. En el centro de la prolongada reducción de la producción de sebo se encuentran indiscutiblemente las hormonas antiandrogénicas, en especial el acetato de ciproterona. Este antiandrógeno se emplea como anovulatorio, combinado con el etinilestradiol [1, 2, 6, 10]. La disminución de producción sebácea con él alcanzada varía entre el 30% y el 50%, sin que se den alteraciones del sistema hemostático [4]. Con isotretinoína se consigue una reducción de la película sebácea de la superficie cutánea de hasta un 90% [11], pero este medicamento sólo puede ser utilizado un breve período, puesto que da lugar a intensos efectos colaterales. Su teratogenicidad es una gran desventaja.

Tabla 2 Sebosupresión

UV-A	(ca. 10%)
Estrógenos	(10 – 30%)
Antiandrógenos	(50 – 70%)
Isotretinoína	(70–90%)

2º Queratolisis
La sustancia de aplicación externa más empleada es la tretinoína. Pero este compuesto produce frecuentemente irritaciones (enrojecimiento y descamación) no tolerables por la paciente profesionalmente activa. La sustancia hoy en día más frecuentemente utilizada para el tratamiento externo de la acné es el peróxido de benzoílo [8], aunque también puede ocasionar irritaciones en casos aislados. Su combinación con derivados imidazólicos disminuye algo estos efectos colaterales, mejorando levemente el efecto terapéutico [7]. Entre los medicamentos de uso interno, los antiandrógenos presentan un efecto queratolítico moderado [1, 2, 6, 10], siendo intenso el de la isotretinoína [11]. Otras medidas eficaces para la apertura de poros son la extirpación manual de comedones (acne surgery), cremas para fricciones, y peelings (tratamiento de descamación).

3º Disminución de microorganismos
Se dispone en principio de tres grupos de antibióticos que inhiben eficazmente el Propionibacterium acnes: las tetraciclinas, la eritromicina y la clindamicina [8]. Para el tratamiento externo, las tetraciclinas presentan el inconveniente de las reacciones fototóxicas y de los aspectos cosméticos negativos representados por la coloración amarillenta y la fluorescencia. En el empleo interno la clindamicina tiene el gran inconveniente de la posible formación de una colitis pseudomembranosa.

Anovulatorios antiandrogénicos

Esta variante terapéutica es la más elegante, en cuanto que con ella se consiguen dos objetivos: mujeres de menos de 35 años que desean el anovulatorio como anticonceptivo y a la vez presentan un cuadro clínico de acné, pueden curarse simultáneamente de su afección dermatológica sin necesidad de terapia suplementaria (tabla 3). La tasa de éxito con esta forma de tratamiento varía entre 40 y 60%, siendo la acné premenstrualmente exacerbada la que mejor responde a ella [1, 2, 4, 6]. Este tratamiento muestra resultados especialmente buenos en la acné de la mujer adulta, que todavía es más dependiente del ciclo menstrual, y que afecta sobre todo a los contornos y al cuello. El resultado se presenta después de 3 a 9 meses (tabla 4), por lo que es aconsejable tomar estos anovulatorios por lo menos durante un año.

Tabla 3 Indicaciones para un tratamiento antiandrogénico en mujeres con acné

Combinado con estrógenos:	Mujeres menores de 35 años que ya estén tomando otros anovulatorios
	Mujeres menores de 35 años con intención de tomar anovulatorios
	Contracepción en caso de tratamiento con isotretinoína
	Acné de la mujer adulta
Aislado:	Mujeres climatéricas
	Status posthisterectomia

Tabla 4 Mejoría y curación de la acné facial empleando Diane®-35

3er ciclo	51,9%
6º ciclo	82,2%
9º ciclo	91,5%

Tabla 5 Ventajas de los anovulatorios antiandrogénicos

"Terapéutica causal"
"Ningún medicamento"
Buena tolerancia
Anovulatorio seguro

Las ventajas de esta forma de tratamiento, aparte de su carácter de terapia causal de la afección, consisten en que este preparado no es en sentido estricto un medicamento, en que los efectos colaterales se encuentran en el marco de los producidos por los inhibidores de la ovulación habituales (confrontar la contribución de F.Nürnberger en este libro), y en que además de una segura contracepción se obtiene un éxito terapéutico suplementario (tabla 5). Además del acetato de ciproterona existen otras sustancias antiandrogénicas, como el acetato de clormadinona y la espironolactona. Ambas presentan una eficacia netamente inferior [13] que la del acetato de ciproterona, o bien ostentan significativamente más efectos colaterales [5]. Actualmente, como preparados conteniendo acetato de ciproterona se encuentran en el mercado Diane® y Diane®-35, y, como preparados conteniendo acetato de clormadinona, Gestamestrol® y Neo-Eunomin®.

Perspectivas en el tratamiento de la acné

Ultimamente, con el ácido azelaico se dispone de una sustancia nueva para el tratamiento externo de la acné. Este ácido inhibe la inflamación a través de un efecto antibacteriano, produciendo además normalización de la queratinización patológicamente exacerbada [3]. La producción sebácea es modificada como en el caso del peróxido de benzoílo. El mecanismo exacto de acción de este nuevo producto aún no ha sido completamente esclarecido. La intensidad del efecto corresponde aproximadamente a la del benzoílo, con la ventaja de ostentar menos efectos colaterales irritantes. Un aspecto fundamental de la investigación sobre la acné viene constituido sin duda alguna por la búsqueda de sustancias antiandrogénicas localmente activas, habiendo ya sido encontrada, con la 17-alfa-propilmesterolona, una sustancia moderadamente potente [14]. La gran ventaja de semejante tratamiento consistiría en hacer accesible para los varones este grupo de sustancias de una eficacia tan excelente. La isotretinoína en una forma de aplicación local, y la sustitución con linoleatos, son otras posibles direcciones futuras en el desarrollo del tratamiento de la acné (tabla 6).

Tabla 6 Perspectivas en el tratamiento de la acné

Acido azelaico
17-alfa-propilmesterolona (antiandrógeno local)
Isotretinoína local
Linoleatos

El tratamiento en la práctica

Dado que la acné es un cuadro morboso multifactorial, requiere siempre un tratamiento combinado. Clínicamente se distinguen tres grupos principales de formas de acné: la acné no inflamatoria en comedones, la acné pápulo-pustulosa, y la grave forma quístico-nodosa (tabla 7). La gravedad de cada una de estas formas viene subdividida por Plewig y Kligman en los grados I a IV, pudiéndose encontrar en el grado I hasta 10 eflorescencias por hemifacies, mientras que en grado IV deben encontrarse al menos más de 30.

Tabla 7 Formas de la acné

Acné en comedones
Acné pápulo-pustulosa
Acné quístico-nodosa

El tratamiento de una acné predominantemente comedógena consiste en la aplicación externa de preparados conteniendo tretinoína o peróxido de benzoílo, en el empleo de cremas de fricción (Rubbelcrème) o peelings (descamación) y en la extirpación manual de los comedones. En caso de deseo de inhibidores de la ovulación puede ser recomendado un preparado conteniendo acetato de ciproterona (tabla 8).

Tabla 8 Terapéutica de la acné comedógena

Local:	Syndets (apósitos) Tretinoína (¡irritaciones!) Peróxido de benzoílo Peróxido de benzoílo + Econazol Crema de fricción (Rubbelcrème) Limpieza de la acné
General:	Eventualmente anovulatorios antiandrogénicos

En la forma inflamatoria de la acné (de la acné pápulo-pustulosa), al esquema precitado de tratamiento se añaden un antibiótico de aplicación externa, casi siempre eritromicina o clindamicina, así como una máscara conteniendo antibiótico. Un anovulatorio conteniendo acetato de ciproterona sería muy recomendable. En las formas más acusadas de acné papulopustulosa (grados III y IV) son casi siempre indispensables antibióticos de administración sistémica, tales como minociclina, tetraciclina o eritromicina (tabla 9)

Tabla 9 Terapéutica de la acné papulopustulosa

Local:	Peróxido de benzoílo + Ecozanol Eritromicina o clindamicina Limpieza de la acné (incl. máscara antibiótica)
General: (en grados III/IV de Plewig/Kligman)	Minociclina, tetraciclina, eritromicina Anovulatorios antiandrogénicos

El tratamiento de elección en caso de acné quístico-nodosa viene representado, junto con las sustancias precitadas, por la isotretinoína. Como anticonceptivo seguro cuando se emplee esta sustancia se adecua un anovulatorio conteniendo acetato de ciproterona. Si existen grandes quistes o nódulos, pueden ser útiles inyecciones intralesionales suplementarias de triamcinolona (tabla 10).

Tabla 10 Terapéutica de la acné quisticonodosa

Local:	Peróxido de benzoílo + Econazol Eritromicina, clindamicina Limpieza de la acné (incl.máscara antibiótica) Inyecciones intralesionales de triamcinolona
General: Anovulatorios antiandrogénicos	Isotretinoína

Como casos en los que está indicada la isotretinoína se consideran, además de la acné quisticonodosa ya citada, la acné refractaria al tratamiento, la acné de respuesta insuficiente al mismo, las recaídas rápidas y la aparición de una foliculitis ocasionada por gérmenes gramnegativos. El transcurso del tratamiento consta de una fase intensiva, consistente en el tratamiento local, la extirpación manual de los comedones, eventual terapéutica general e inhibidores antiandrogénicos de la ovulación. Tras la desaparición de por lo menos 50 a 70% de las eflorescencias puede pasarse a la fase de mantenimiento, en la que se prescinde del tratamiento general, exceptuando los anovulatorios. Si las alteraciones inflamatorias han desaparecido prácticamente, se procede a una transición lenta al cuidado cosmético, empleando productos cosméticos y una limpieza cutánea regular, efectuada por especialistas en cosmética. El anovulatorio antiandrogénico sigue siendo administrado por lo menos durante un año (tabla 11). Si la fase inflamatoria de la acné acontece en el estrato reticular del corion, o bien si la paciente intenta "exprimir" los comedones, se originan obligadamente cicatrices. Se distinguen tres formas: en forma de cuenco, atróficas, en piqueta de hielo con bordes agudos y una pared limítrofe dura, y cicatrices hipertróficas engrosadas. Como tratamiento se dispone de medidas quirúrgicas, inyecciones intralesionales de triamcinolona e implantaciones de colágeno con Zyderm II o Zyplast (tabla 12).

Tabla 11 Transcurso terapéutico

A) Fase intensiva:	Tratamiento local Limpieza de la acné Ev. terapia general Anovulatorio antiandrogénico
B) Fase de mantenimiento:	Tratamiento local Limpieza de la acné Anovulatorio antiandrogénico
C) Transición al cuidado cosmético:	Empleo de cosméticos Limpieza cosmética de la piel Anovulatorio antiandrogénico

Tabla 12 Tratamiento de las cicatrices de acné

Cicatrices atróficas en forma de cuenco:	Implantaciones de colágeno con Zyderm II o Zyplast
Cicatrices en piqueta de hielo:	Escisión, dermoabrasión
Cicatrices hipertróficas:	Inyecciones intralesionales de triamcinolona

Discusión

La oferta de sustancias eficaces ha aumentado mucho para el terapeuta de la acné, especialmente en los últimos años, lo que permite conseguir resultados terapéuticos significativamente mejores mediante un tratamiento individualizado y diferenciado; pero esto presupone una información continua y óptima del médico. Junto a las sustancias activas son también de máxima importancia el continuo control cutáneo, la mejora de las medidas de cuidado [9] y la guía psicológica del paciente. Solamente cuando todos estos factores han sido coordinados es posible obtener una piel sin manifestaciones patológicas.

Bibliografía

[1] Aydinlik, S.: Östrogenreduzierter Ovulationshemmer zur Aknetherapie. Doppelblindstudie zum Vergleich von Diane-35 gegen Diane. Fortschr. Med. *104* (1986) 547–550.

[2] Aydinlik, S., F. Neumann, A. Pauls et al.: Antiandrogene in der Dermatologie. In: E. Macher (ed.): Jahrbuch der Dermatologie, 1987.

[3] Bladon, P. T., B. M. Burke, W. J. Cunliffe: Topical Azelaic acid and the treatment of acne: a clinical and laboratory comparison with oral tetracycline. Brit. J. Derm. *114* (1986) 493–499.

[4] Bruni, V.: Wirkungen eines antiandrogenen Kombinationspräparates auf das hämostatische System. Fortschr. Med. *105* (1987) 55–58.

[5] Carlborg, L.: Cyproterone acetate versus Levonorgestrel combined with Ethinyl-Estradiol in the treatment of acne. Acta Obstet. Gynecol. Scand. (Suppl.) *134* (1986) 29–32.

[6] Fanta, D.: Akne: klinische und experimentelle Grundlagen zur Hormontherapie. Springer, Wien–New York 1978.

[7] Flückiger, R.: Efficacy and Tolerance of a Miconazole – Benzol Peroxide Cream Combination versus a Benzoyl Peroxide Gel in the topical treatment of acne vulgaris. Dermatologica *177* (1988) 109–144.

[8] Gerny, H.: Erfahrungen aus einer Dermatologen-Praxis über eine neue externe komb. Behandl. d. Akne mit Benzoylperoxid und Erythomycin. Z. Hautkr. *59* (13) 888–893.

[9] Hartmann, A. A.: Sinn und Wirksamkeit von Syndet und Desinfektionsmitteln bei Acne vulgaris. Ärztl. Kosmetologie *18* (1988) 66–79.

[10] Kaiser, E.: Clinical experience with Diane 35, the antiandrogene hormonal contraceptive currently with the lowest dose, in women manifesting slight to moderate androgenisation. Geburtsh. u. Frauenheilk. *46* (1986) 738–742.

[11] Meigel, W.: Aknetherapie mit Isotretinoin in der dermatol. Praxis. Eine multizentrische Phase IV Studie an 788 Patienten. Z. Hautkr. *63* (1) (1988) 15–22.

[12] Mullermann, M. F.: Oral Spironolactone; an effective treatment for acne vulgaris in women. Brit. J. Derm. *115* (1986) 227–232.

[13] Nürnberger, F.: Vergleich von Diane-35® mit Neo Eunomin aus dermatologischer Sicht. In: A. E. Schindler (ed.): Antiandrogen-Östrogentherapie bei Androgenisierungserscheinungen, S. 205–214. W. de Gruyter, Berlin–New York 1988.

[14] Schmidt, J. B., J. Spona: Efficacy of topically Applied 17α Propylmesterolone in Acne Patients. Endocrinol. Exp. *21* (1987) 71–78.

Fundamentos de la terapia antiandrogénica en caso de manifestaciones cutáneas condicionadas por los andrógenos

F. Neumann

Ya en la década de los cincuenta se logró demostrar la presencia de 17-cetosteroides en extractos de grasa de pelo y en grasa cutánea [13, 16, 17]. La piel y sus anexos disponen de una maquinaria enzimática completa, susceptible de sintetizar andrógenos de gran potencia partiendo de moléculas precursoras de andrógenos, de acción débil o bien ineficaces [14, 25]. Estos enzimas pueden ser demostrados, por ejemplo histoquímicamente. También se han demostrado receptores para los andrógenos en las glándulas sebáceas [1, 7].

Por lo demás, las alteraciones de la piel condicionadas por andrógenos no acontecen antes del comienzo de la pubertad (producción incrementada de andrógenos en esta fase también en las muchachas) [67, 69], y jamás han sido observados acné, seborrea ni alopecia en eunucos o castrados precoces [28, 29]. No hay pues duda alguna de que la piel y sus anexos se cuentan entre los órganos diana de los andrógenos.

Causas generales de enfermedades de la piel y de sus anexos condicionadas por andrógenos [27, 36, 42]

Pueden darse:

- una producción incrementada de andrógenos en los ovarios y/o cápsulas suprarrenales [3, 4, 5, 38, 39, 41, 77, 84, 85, 87, 92],
- una respuesta, (sensibilidad) aumentada a los andrógenos (por ejemplo, mayor densidad de receptores),
- una actividad enzimática exacerbada, por ejemplo del enzima 5-alfa-reductasa (aumento de la unión del andrógeno biológicamente activo, la dihidrotestosterona) [23, 33, 41, 71, 90, 91],

- un aumento de los andrógenos no unidos a las proteínas de transporte, y con ello un incremento de la biodisponibilidad de los andrógenos circulantes (fisiológicamente, 99% de los andrógenos están ligados a la SHGB(sex-hormone binding globulin)(globulina ligante de la hormona sexual))[83].

Acné y seborrea

En la etiología de estas enfermedades tiene importancia causal la función incrementada de las glándulas sebáceas [68, 70, 78, 79, 80]. La queratinización del infrainfundíbulo, y con ello la alteración del drenaje y la neoformación de comedones, acontecen secundariamente. El último eslabón de esta cadena es la colonización de los comedones por el Propionibacterium acnes, con la consiguiente inflamación. Por regla general basta por tanto con moderar la función de las glándulas sebáceas, desapareciendo con ello todas las manifestaciones restantes.

Las palabras de Kligman "sebum fuels the acne flame" son completamente acertadas. De hecho el contenido lipídico de la piel de pacientes con acné es más elevado que el de sanos [20]. Existe asimismo una correlación altamente significativa entre la actividad de las glándulas sebáceas por una parte y la gravedad de la acné por la otra, y esto en ambos sexos [10, 66, 88]. Dado que la función de las glándulas sebáceas es dependiente de los andrógenos, la supresión de éstos o la inhibición del efecto androgénico -de esto hablaré más tarde- se ofrecen como principio terapéutico.

Hirsutismo

Es característico del hirsutismo el crecimiento de pelos terminales en los típicos lugares de predilección masculina, es decir en la región del mentón, en el pecho, en la espalda y en los muslos. La pilificación sexual puede corresponder a la muestra de distribución masculina. Hoy existe una serie completa de investigaciones que muestran que, en caso de hirsutismo -al contrario que en el de acné- generalmente está aumentada la producción de andrógenos [4, 5, 38, 39, 41, 77, 83, 85].

También está incrementado el aclaramiento metabólico de los andrógenos. La proporción de andrógenos no unidos a las SHGB está duplicada -2% frente al promedio del 1% en mujeres normales, lo que corresponde a la proporción en el varón- [83]. Los andrógenos proceden de los ovarios y/o de las cápsulas suprarrenales, teniendo al parecer la mayor importancia los andrógenos de origen ovárico [35].

Junto al denominado hirsutismo idiopático existe una serie completa de alteraciones metabólicas frecuentemente asociadas a hirsutismo. Entre ellas se cuentan:

- la PCO (poliquistosis ovárica) o síndrome de Stein-Leventhal,
- el síndrome de galactorrea-amenorrea
- el SAG (síndrome adrenogenital), y
- el síndrome de Cushing.

Hay que pensar también que el hirsutismo puede estar condicionado iatrógenamente (por ejemplo mediante anabólicos).

Antes de iniciar una terapia medicamentosa hay que excluir diagnósticamente tumores productores de andrógenos. Casi siempre esto es ya posible en la anamnesis: desarrollo muy rápido del cuadro morboso y virilismo muy exacerbado. Las concentraciones de andrógenos se encuentran frecuentemente en los niveles masculinos. El SAG es tratado primariamente con glucorticoides, y el síndrome de galactorrea-amenorrea con agonistas de la dopamina (inhibidores de la prolactina).

Alopecia androgénica

Es interesante el hecho de que en lo concerniente a la dependencia hormonal el cabello se comporta de forma completamente diferente al pelo terminal. Mientras que el crecimiento de éste es estimulado por los andrógenos, estas hormonas tienen el efecto contrario sobre el cabello. En la etiología de la alopecia androgénica tiene importancia, además de los andrógenos, la existencia de una predisposición genética. La alopecia femenina se distingue por lo general de la masculina en que se conserva un ribete parietal de cabello [92].

Terapéutica de las manifestaciones de androgenización

De estas explicaciones puede deducirse que, casi por definición, los antiandrógenos tienen que ser adecuados para el tratamiento de las manifestacions de androgenización.

Cuando en 1962 con el acetato de ciproterona conseguimos encontrar el primer antiandrógeno de posible utilización clínica [56], pensamos

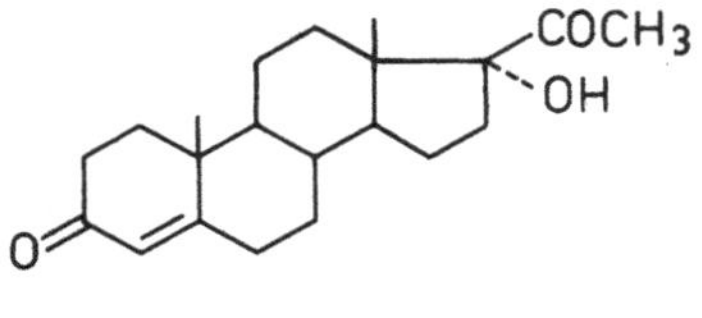

Hidroxiprogesterona

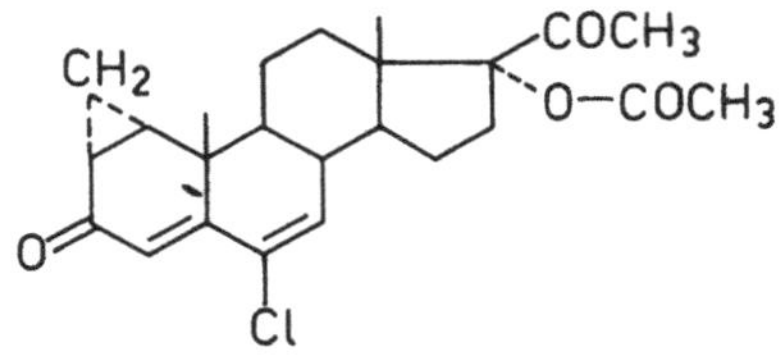

Acetato de ciproterona

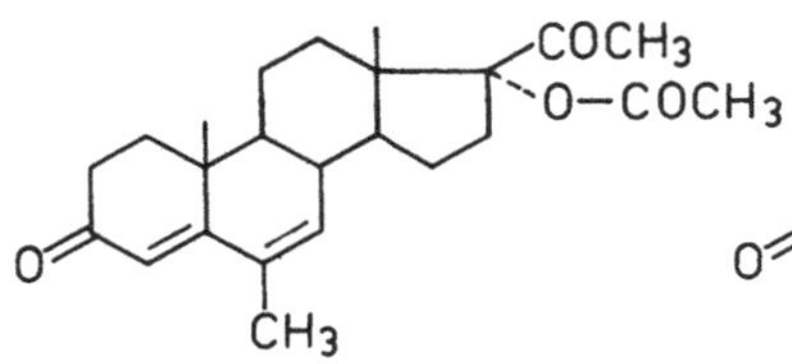

Acetato de megestrol

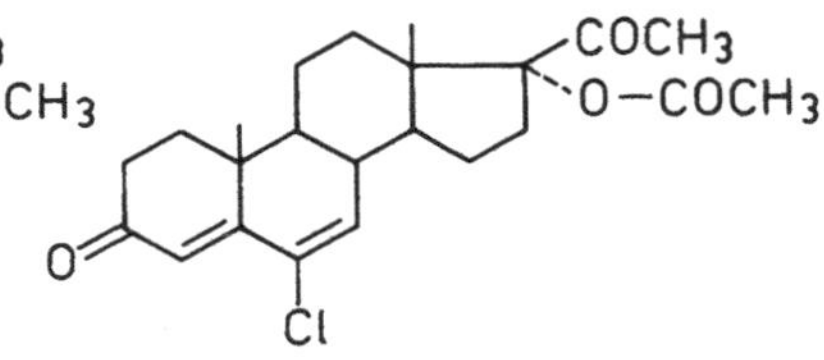

Acetato de clormadinona

Figura 1 Fórmulas estructurales del acetato de ciproterona y de algunos otros derivados de la hidroxiprogesterona.

naturalmente también en su empleo terapéutico para las manifestaciones de androgenización.

El acetato de ciproterona es por supuesto en primera línea un antiandrógeno, pero asimismo un gestágeno potente, y como tal antigonadotropo [47–55, 65, 75, 76]. Más tarde volveremos sobre este aspecto. Ciertos efectos glucorticoideos acontecen solamente en el tratamiento de la pubertad precoz, cuando se administran dosis de más de $100 mg/m^2$. En adultos (varones y mujeres), aun empleando dosis extremas de 200 mg/día, solamente en casos excepcionales se han dado manifestaciones que pudieran indicar una leve limitación de la función suprarrenal. Nunca se han observado síntomas clínicos de una insuficiencia suprarrenal secundaria.

La figura 1 muestra la fórmula estructural del primer antiandrógeno a nivel mundial: para las indicaciones aquí discutidas, el efecto antiandrogénico parcial es el más importante. Desde el punto de vista farmacológico se trata de un antagonismo competitivo. El mecanismo de acción bioquímico a nivel biológico molecular consiste en una competencia por los receptores androgénicos. El antiandrógeno se introduce en la cerradura (receptor); sin cerrar, bloquea así la misma para la llave adecuada (andrógeno) [9, 19, 81, 82]. La figura 2a y b ilustra el mecanismo de acción de andrógenos y antiandrógenos.

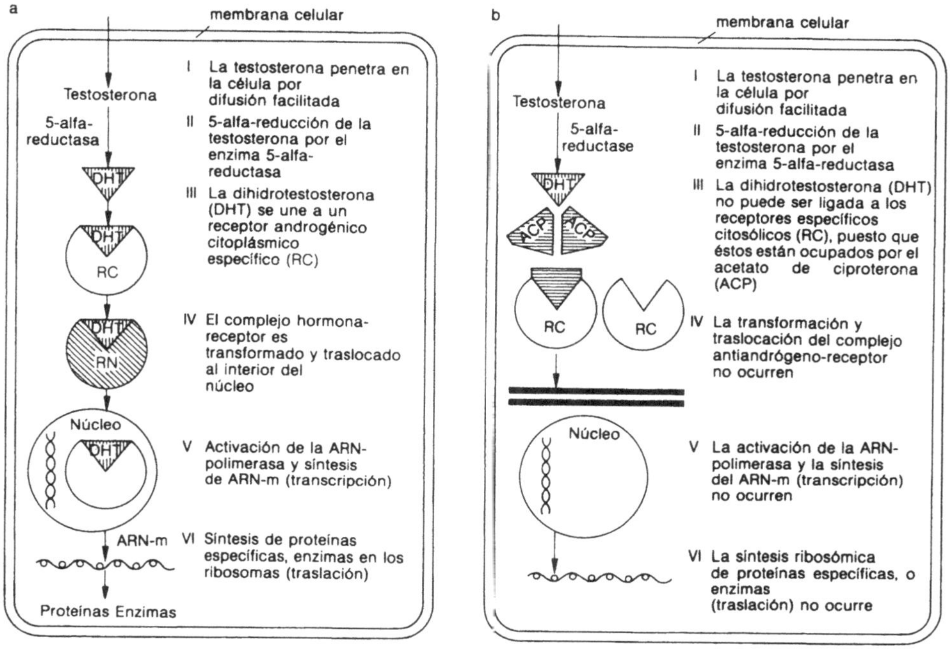

Figura 2 Mecanismos de acción moleculares de andrógenos (a) y antiandrógenos (b).

I. La testosterona (T), la hormona sexual masculina más importante, es introducida en la célula.
II. Bajo la acción de un enzima (5-alfa-reductasa), en el interior de la célula se origina la dihidrotestosterona (DHT), metabolito de la testosterona.
III. La dihidrotestosterona es unida a un receptor citoplasmático (RC), originándose el complejo dihidrotestosterona-receptor.
IV. El complejo hormona-receptor experimenta una modificación de sus propiedades físicas y químicas, transformándose en receptor nuclear (RN). El complejo dihidrotestosterona-receptor es trasladado al interior del núcleo celular, proceso que es denominado traslocación. Allí, el complejo hormona-receptor interacciona con la cromatina (portadora del material genético).
V. La ácido ribonucleico polimerasa, enzima transmisor de la información contenida en la sustancia genética (ácido desoxirribonucleico, ADN) a un ácido ribonucleico (ARN), es activada. Este proceso de transmisión es denominado transcripción. Dado que este ARN transmite la información genética desde el núcleo celular hasta las "fábricas de proteínas" en el citoplasma, es denominado ARN-mensajero.
VI. En las "fábricas de proteínas", denominadas ribosomas, la información del ARN-mensajero es traducida. Este proceso se denomina traslación. La síntesis de determinadas sustancias proteicas es pues el efecto hormonal propiamente dicho. Los antiandrógenos compiten con la DHT por el receptor citoplásmico. El complejo antiandrógeno-receptor no puede ser traslocado al interior del núcleo celular.

En numerosos modelos farmacológicos ha podido ser mostrado que este antiandrógeno -administrado en dosis convenientes- inhibe todos los órganos y funciones andrógeno-dependientes (ver tabla 1). En individuos masculinos el efecto sobre las glándulas sexuales accesorias, próstata y vesículas seminales corresponde aproximadamente al de una castración quirúrgica [52, 54, 59, 63, 64].

En las indicaciones aquí discutidas, se encuentran en primer plano la inhibición de la función de las glándulas sebáceas, del crecimiento del pelo terminal y de la caída del cabello. No existen modelos experimentales para el hirsutismo ni para la alopecia.

El efecto inhibidor de este antiandrógeno sobre la función de las glándulas sebáceas ha podido ser demostrado en numerosos modelos farmacológicos. Así, los roedores presentan en la región genital glándulas que sirven para marcar el territorio. El tamaño y función de estas glándulas dependen de los andrógenos, correspondiendo su modo de secreción (holocrino) al de las glándulas sebáceas. La figura 3 reproduce un ejemplo experimental. El efecto estimulante de la testosterona es completamente suprimido suministrando simultáneamente acetato de ciproterona en dosificación correspondiente.

Ya en los años 60 pudimos demostrar el efecto inhibitorio de este antiandrógeno sobre la función de las glándulas sebáceas en un experimento con ratones (véanse al respecto la tabla 2 y la figura 4).

Tabla 1 Algunos efectos específicamente sexuales y no tan específicamente sexuales del acetato de ciproterona

Sistema orgánico, función	Influjo del antiandrógeno
Glándulas sexuales accesorias	Atrofia, detención de la actividad secretoria
Función testicular generadora	Inhibición de la espermatogénesis
Libido y potencia	Desaparición en algunas especies y en el hombre
Comienzo de la pubertad	Inhibición
Crecimiento longitudinal	Retardo
Maduración ósea	Retardo
Piel y anexos de la misma	Inhibición de la función de las glándulas sebáceas, en la mujer inhibición del crecimiento piloso en los lugares típicos de predilección masculina
Diferenciación sexual masculina	Feminización, pseudohermafroditismo masculino

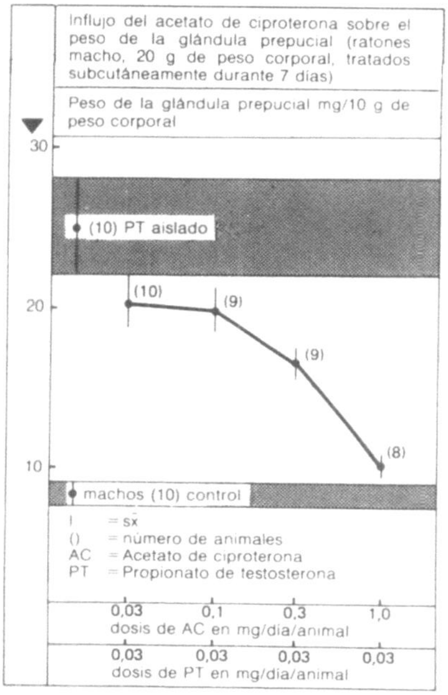

Figura 3 Influjo del acetato de ciproterona (administración subcutánea durante siete días) sobre el peso de la glándula prepucial estimulada con propionato de testosterona en ratones macho castrados con un peso corporal de 20 g.

El acetato de ciproterona inhibe la proliferación de sebocitos, como pudo ser mostrado mediante investigaciones autorradiográficas (el parámetro fue la integración de timidina-H3), situación en la que estas células presentan gránulos de plata. Véase en la figura 5b, cómo bajo la acción del acetato de ciproterona solamente ostentan gránulos de plata muy pocos sebocitos. Además, las glándulas sebáceas son mucho más pequeñas que en los controles, tratados solamente con andrógenos [40].

La acentuada disminución de la función de las glándulas sebáceas en el hombre fue observada por primera vez en personas tratadas con acetato de ciproterona para inhibir el impulso sexual [11], y más tarde y con mejores técnicas, en un estudio de farmacología humana en voluntarios sanos (ver figura 6). Administrando una dosis de 100 mg orales acontece en 20 días una reducción del 60% de la secreción sebácea [86]. Finalmente también pudo ser mostrado en pacientes de acné que la utilización de Diane® produce una disminución del contenido lipídico de la piel.

Tabla 2 Valoración cuantitativa de las glándulas sebáceas en cortes de piel del dorso de ratones

Grupo	n	Numero de alvéolos glandulares/ 1 cm de piel	Número de células glandulares/ alvéolo	Diámetro celular (µm)	Volumen celular (μ^3)	Volumen total del tejido glandular sebáco (μm^3/1 cm de piel)	% de los controles
Animales macho intactos							
1. Controles con solvente	8	19 ± 8	6.9 ± 0.9	15.3 ± 0.4	1866 ± 113	0.2622 ± 0.153	100
2. 1.0 mg/48 h/animal i. m. de acetato de ciproterona durante 4 semanas	7	9 ± 5.8	5.0 ± 0.6	11.5 ± 1.9	862 ± 431	0.0491 ± 0.00447	18.8
Animales macho castrados							
3. 0.5 mg/48 h/animal i. m. de propionato de testosterona durante 4 semanas	8	57 ± 15.4	8.8 ± 1.2	15.8 ± 0.35	2065 ± 140	1.03 ± 0.307	391
4. 0.5 mg/48 h/animal i. m. de propionato de testosterona + 1.0 mg/48 h/animal i. m. de acetato de ciproterona durante 4 semanas	6	25 ± 6.9	5.5 ± 0.83	13.8 ± 0.8	1390 ± 227	0.196 ± 0.071	75

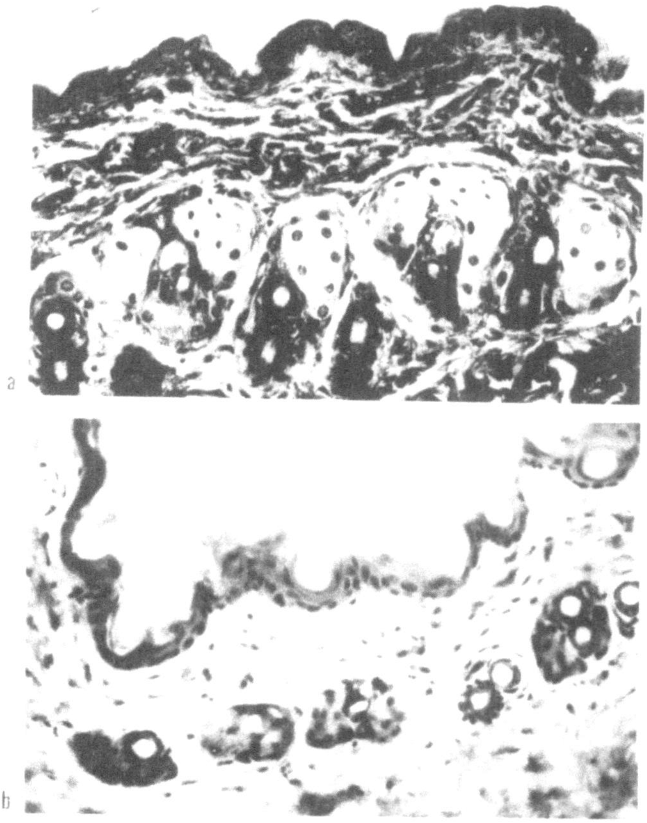

Figura 4 Corte de piel del dorso de ratones macho castrados. a) Después de la administración intramuscular de 0,5 mg/48h/animal de propionato de testosterona durante 4 semanas. b) Después de la administración suplementaria de 1,0 mg/48h/animal de acetato de ciproterona durante 4 semanas. Tinción: Mallory. Ampliación: 274x.

Importancia del espectro de acción del acetato de ciproterona para su empleo clínico en la mujer

El acetato de ciproterona no es solamente un potente antiandrógeno, sino que además posee propiedades gestágenas, y con ello antigonadotrópicas. Dado que estos efectos parciales son de la mayor importancia-e incluso de importancia esencial- para la terapéutica de las manifestaciones de androgenización, serán aquí brevemente comentados. El acetato de ciproterona es uno de los gestágenos más potentes entre los derivados de

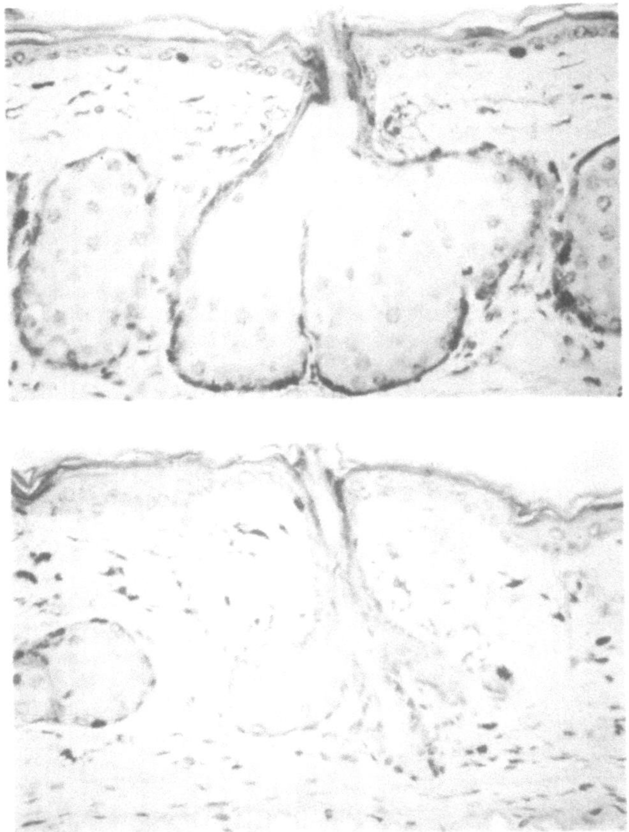

a

b

Figura 5 Influjo del acetato de ciproterona sobre la función de las glándulas sebáceas (modelo de oreja de hámster)(Tomado de Luderschmidt y Plewig, 1976). a) Animal macho no tratado, b) 0,25 ml de una solución de acetato de ciproterona al 1% fueron administrados subcutáneamente 3 veces por semana. El animal recibió en total 8 inyecciones. Obsérvese la reducción de las glándulas sebáceas y la disminución de células marcadas. Tinción: hematoxilina-eosina. Ampliación: ca. 570x.

la hidroxiprogesterona [89]. Algunas propiedades gestagénicas típicas están alistadas en la tabla 3.

La dosis de transformación en el test de Kaufmann es de 20 mg/ciclo, siendo aquí el parámetro la transformación del endometrio de castradas o climatéricas conducente a una hemorragia (ciclo artificial) (figura 7). La dosis inhibidora de la ovulación en la mujer es de 1 mg/día (figura 8).

Tabla 3 Efecto gestagénico del acetato de ciproterona

Prueba gestágena	Efecto
Test de Clauberg (conejo)	Transformación endometrial
Tets de Clauberg (perro)	Transformación endometrial
Mantenimiento de la gestación en ratas castradas	En combinación con estrógenos mantiene la gestación
Retardo de la implantación (rata)	Retraso de la implantación (delayed nidation)
Aborto inducido por oxitocina (conejo)	Supresión del aborto inducido por la oxitocina
Parto (rata)	Inhibición del parto (insensibilidad de la musculatura uterina)
Efecto antiestrogénico periférico (por ejemplo, test del ácido siálico en el ratón, test del útero de ratón)	Supresión de los efectos estrogénicos sobre la vagina y el útero
Test de inhibición de la fecundación en conejo (comprobación de la influencia del factor cervical)	Inhibición de la fecundación en caso de inseminación vaginal artificial
Estro permanente inducido experimentalmente en ratas	Interrupción del estro permanente

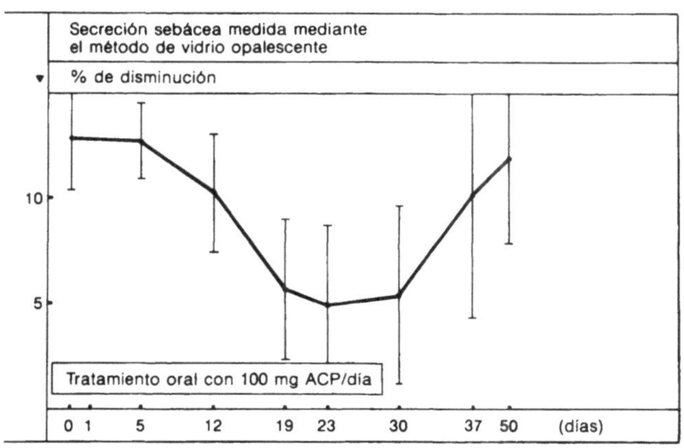

Figura 6 Tasa de secreción sebácea de varones jóvenes bajo tratamiento con 100 mg diarios de acetato de ciproterona p.o. La secreción sebácea fue medida mediante transmisión en vidrio opalescente.

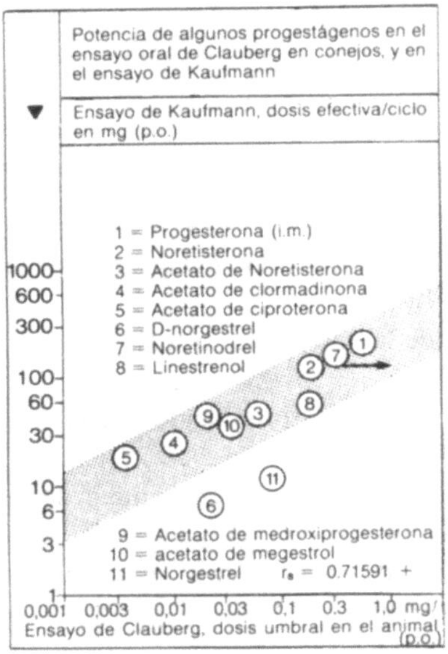

Fig. 7

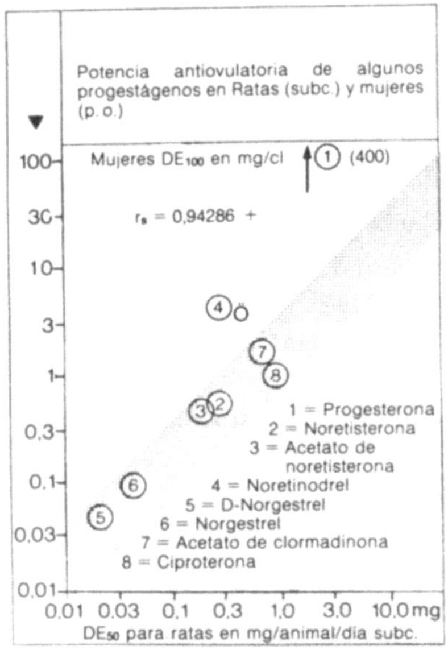

Fig. 8

Figura 7 Eficacia de diferentes gestágenos conocidos con el test de Kaufmann en mujeres, o bien en un test comparable en conejos. El parámetro en ambos modelos es la transformación endometrial (inducción de un ciclo artificial).

Figura 8 Dosis inhibidora de la ovulación para diferentes gestágenos en la mujer (DE_{100} = 100% de la dosis eficaz) y en la rata (DE_{50} = 50% de la dosis eficaz en la rata)

Este espectro de acciones (antiandrogénica, gestagénica, antigonadotrópica), resultó ser ideal para desarrollar un preparado que fuera a la vez terapéutico para la acné y contraceptivo (Diane®). Dicho de otra forma, este preparado es un contraceptivo especialmente adecuado para mujeres y muchachas con problemas cutáneos.

No entraremos aquí con más detalle en la terapia de las formas graves de hirsutismo, porque en ellas deben administrarse dosis mucho mayores siguiendo un esquema muy especial. El tratamiento del hirsutismo debería por tanto quedar reservado para el ginecólogo o para el internista endocrinólogo. Para el interesado se indican algunas publicaciones [2, 6, 8, 12, 15, 18, 21, 24, 30–32, 34, 37, 43–45, 72–74].

Riesgo potencial de una feminización en caso de toma errónea de preparados conteniendo acetato de ciproterona durante el embarazo [57, 58, 60–62]

Esta cuestión se plantea siempre de nuevo en relación con una terapéutica antiandrogénica en mujeres en edad fértil. ¿Cuál es la cuantía del riesgo de feminización cuando el tratamiento del acné o del hirsutismo acontece durante el embarazo? Por supuesto que durante el tratamiento no se dan gestaciones, siempre que se tome el medicamento. Al respecto queremos enunciar en primer lugar algo fundamental: puesto que algunos pasos esenciales de la diferenciación sexual masculina son regulados por los andrógenos, el tratamiento con dosis elevadas de un antiandrógeno induce por definición, en fetos o recién nacidos masculinos, una forma muy determinada de intersexualidad. No se trata pues aquí de un efecto colateral en sentido estricto, puesto que depende del mismo mecanismo de acción. Los ginecólogos conocen esta forma de intersexualidad, que de hecho acontece espontáneamente en el ser humano. Se trata de la feminización testicular, conocida también en el área de habla anglo-americana como “hairless women” (figura 9).

Hoy sabemos que en estas mujeres -que propiamente son individuos masculinos, gonadal y cromosómicamente- existe un déficit de receptores androgénicos, es decir, los andrógenos no pueden desarrollar nunca su efecto. Lo mismo ocurre cuando los andrógenos son apartados del receptor por un antiandrógeno, de lo que resulta la misma forma de intersexualidad. En la figura 10a y b se ha representado esquemáticamente la forma de intersexualidad que se da en los casos más extremos, cuando los andrógenos no desarrollan su efecto en la fase de diferenciación. Se trata de una reconstrucción de fetos caninos, basada en cortes seriados.

La diferenciación testicular no es afectada, pero no se forman conductos sexuales internos, masculinos ni femeninos. No existe comunicación alguna entre testículos y superficie corporal. Tampoco se forman las glándulas sexuales accesorias, y los genitales externos se diferencian en sentido femenino, incluyendo la formación de una vagina. Estas modificaciones son naturalmente irreversibles.

¿Cuál es pues la cuantía de este riesgo de feminización, considerando la dosis administrada?. Si se compara, con base en experimentos en ratas, el margen terapéutico de Diane®(2 mg) con el margen terapéutico de otros contraceptivos orales(con derivados de la testosterona como componentes gestágenos) en lo que concierne al riesgo de virilización, se obtienen los

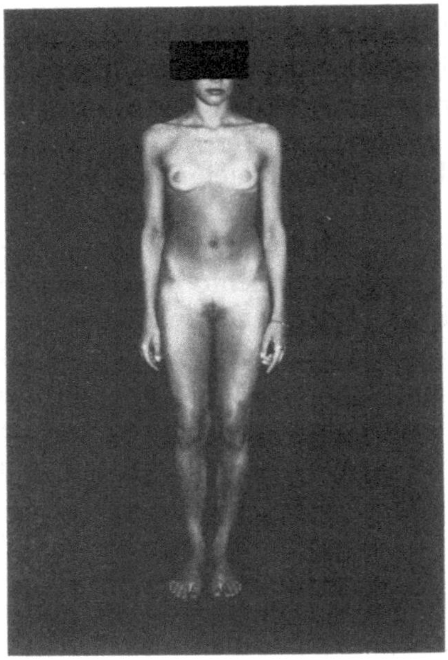

Figura 9 Síndrome de feminización testicular. (agradezco al profesor Breckwoldt, de la Clínica Ginecológica Universitaria de Friburgo, haberme cedido esta figura). Se trata de sujetos genética y gonadalmente masculinos a los que les faltan los conductos sexuales internos. La vagina termina en fondo de saco ciego. Por regla general la existencia de una intersexualidad en estas personas es notada al faltar las hemorragias menstruales en el transcurso de la pubertad (el útero no existe). Por supuesto que estas personas viven como mujeres.

valores recogidos en la tabla 4. Diane® se encuentra pues en la región de otros anticonceptivos orales, y su margen terapéutico de aproximadamente 100 es extremadamente alto.

De hecho hemos controlado hasta el momento 20 embarazos a término (varones), en los que la toma de Diane® tuvo lugar durante toda la fase de diferenciación sexual. No se observaron signos de feminización, ni tampoco ninguna otra malformación.

Conclusiones

El espectro de acción del acetato de ciproterona (antiandrógeno, gestágeno, antigonadotropo) ha permitido el desarrollo de un preparado que es a la vez contraceptivo y terapéutico.

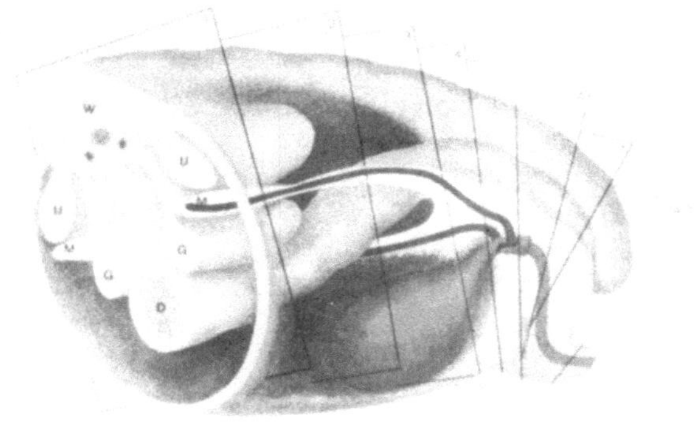

a

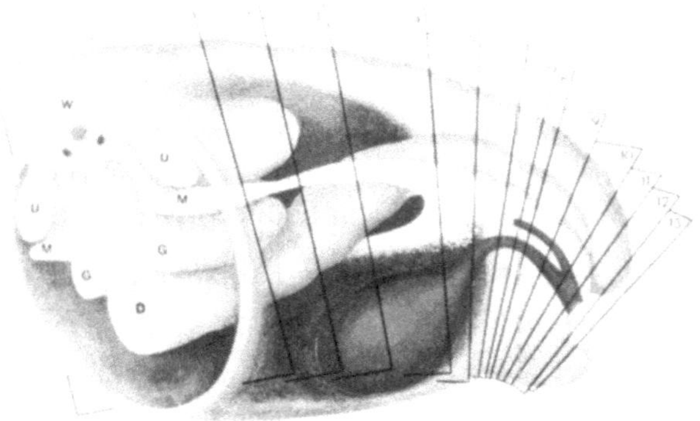

b

Figura 10 Reconstrucción de fetos caninos basada en cortes transversales seriados en el día 44º de gestación (el período normal de gravidez en los perros es de unos 60 días).

a) Controles masculinos : los testículos (G) todavía no han descendido en este momento. Pueden reconocerse el conducto de Wolff, situado en el meso genital (M)(más tarde conducto seminal), la próstata en el cuello vesical, la uretra, y el falo masculinos.
W = columna vertebral
U = riñón primitivo
D = intestino

b) Madre tratada de los días 23º al 43º con 10 mg/kg diarios de acetato de ciproterona. La diferenciación gonadal (testículos) no está afectada. No existen conductos sexuales internos (ni masculinos ni femeninos), ni tampoco próstata. Los genitales externos están diferenciados en sentido femenino, con una vagina que termina en fondo de saco ciego.

Tabla 4 Cálculo del riesgo de feminización o virilización de los contraceptivos orales en el ser humano

Sustancia activa	Preparado comercial	Extrapolación al hombre de la dosis feminizante o masculinizante en fetos de rata (mg/kg de peso corporal)	"Margen terapéutico" (referido a la dosis de gestágeno/gragea)
Acetato de noretisterona	Anovlar®	ca. 200	ca. 50
Levonorgestrel	Neogynon®	ca. 60	ca. 240
Acetato de ciproterona	Diane®	ca. 200	ca. 100

En combinación con el etinilestradiol quedan garantizados buenos controles del ciclo y seguridad contraceptiva. Los efectos colaterales y las contraindicaciones corresponden a las de otros anticonceptivos.

En caso de toma inadvertida de Diane® durante el embarazo, no existe ningún riesgo de feminización de los fetos masculinos.

Sirvan tres citas para subrayar concluyentemente la importancia de la terapéutica antiandrogénica en las manifestaciones cutáneas condicionadas por andrógenos:

"The masculine distribution of hair in a girl or woman is not only a cosmetic catastrophy, but is also a source of considerable anguish and emotional trauma" ("La distribución masculina del pelo en una muchacha o en una mujer no es solamente una catástrofe cosmética, sino que además es una fuente de considerable sufrimiento y trauma emocional") [26].

"The low dose combined CPA/EE regimen is particularly suited for treatment and contraception in women with mild hirsutism, seborrhoea and acne" ("El régimen de bajas dosis combinadas de ACP/EE es particularmente adecuado para el tratamiento y la contracepción en mujeres con hirsutismo leve, seborrea y acné") [46].

"The introduction of CPA-containing drugs signifies a break-through in the hormonal treatment of hirsute women" ("La introducción de fármacos conteniendo ACP significa una revolución en el tratamiento hormonal de la mujer con hirsutismo") [46].

Bibliografía

[1] Adachi, K., S. Takayasu: The mechanisms of testosterone action of the sebaceous glands of the Syrian hamster. In: W. Montagna, E. J. van Scott, R. B. Stoughton (eds.): Advances in biology of skin, vol. XII, Pharmacology and the skin, pp. 381–401.

[2] Anderson, J. A. R.: An assessment of (1) cyproterone acetate and (2) ethinyl oestradiol and lynoestrenol (Minilyn) in the treatment of idiopathic hirsutism. Brit. J. Dermatol. *99* (1978) 545.

[3] Apostolakis, M., E. Ludwig, K. D. Voigt: Testosteron-, Östrogen- und Gonadotropinausscheidung bei diffuser weiblicher Alopecie. Klin. Wochenschr. *43* (1965) 9–15.

[4] Bardin, C. W., M. A. Kirschner: In: F. Sunderman, F. W. Sunderman (eds.): Laboratory diagnosis of endocrine diseases. H. Green, St. Louis 1971.

[5] Bardin, C. W., M. B. Lipsett: Testosterone and androstenedione blood production rates in normal women and women with idiopathic hirsutism of polycystic ovaries. J. Clin. Invest. (New Haven) *46* (1967) 891–902.

[6] Belisle, S., E. J. Love: Clinical eficacy and safety of cyproterone acetate in severe hirsutism: results of a multicentered Canadian study. Fertil. Steril. *46* (1986) 6.

[7] Bonne, C., J.-H. Saurat, M. Chirot et al.: Androgen receptor in human skin. Brit. J. Dermatol. *97* (1977) 501.

[8] Breckwoldt, M., R. Trolp, W. Braendle et al.: Antiandrogen oral contraceptives. In: A. A. Haspels, C. R. Kay (eds.): International Symposium on Hormonal Contraception, Utrecht 1977. Intern. congr. Ser. *441*, pp. 81–88. Excerpta Medica, Amsterdam–Oxford 1978.

[9] Brinkmann, A. O., L. M. Lindh, D. I. Breedveld et al.: Cyproterone acetate prevents translocation of the androgen receptor in the rat prostate. Mol. Cell. Endocrinol. *32* (1983) 117–129.

[10] Burton, J. L., S. Shuster: The relationship between seborrhea and acne vulgaris. Brit. J. Dermatol. *84* (1971) 600.

[11] Burton, J. L., U. Laschet, S. Shuster: Reduction of sebum excretion in man by the antiandrogen, cyproterone acetate. Brit. J. Dermatol. *89* (1973) 487–497.

[12] Carol, W., K. Kluge, E. Hempel et al.: Erfahrungen mit dem Antiandrogen Cyprioteronacetat bei der Behandlung des Hirsutismus. Zbl. Gynäkol. *101* (1979) 497–501.

[13] Carrié, C., H. Ruhrmann: Über den Gehalt der Hautoberflächenlipoide an 17-Ketosteroiden. Hautarzt *6* (1955) 404–407.

[14] Cook, T. J., A. L. Lorincz: Anzymatic determination of hydroxysteroids in human skin surface lipids. J. Invest. Derm. *41* (1963) 265–268.

[15] Dewhurst, C. J., R. Underhill, S. Goldman et al.: The treatment of hirsutism with cyproterone acetate (an antiandrogen). Brit. J. Obstet. Gynecol. *84* (1977) 119–123.

[16] Dubovie, M. I.: The secretion of sex steroids in some skin diseases. Ukr. Biokhim. Zh. *26* (1954) 279–287.

[17] Dubovie, M. I.: Content of steroid hormones in the skin fat. Vestnik. Dermatolog. Venerol. *34* (1960) 10–19.

[18] Ekoe, J. M., P. Burckhardt, B. Ruedi: Treatment of hirsutism, acne and alopecia with cyproterone acetate. Dermatologica *160* (1980) 398–404.

[19] Fang, S., S. Liao: Antagonistic action of antiandrogens on the formation of a specific dihydrotestosterone-receptor protein complex in rat ventral prostate. Molec. Pharmacol. *5* (1969) 428–431.

[20] Fanta, D.: Akne. Klinische und Experimentelle Grundlagen zur Hormontherapie. Springer Verlag, Wien – New York 1978.

[21] Fraser, I. S., R. P. Shearman, J. K. Allen et al.: Cyproterone acetate and the treatment of hirsutism. Aust. NZ. J. Obstet. Gynaec. *23* (1983) 93–98.

[22] Frey, H., A. Aakvaag: The treatment of essential hirsutism in women with cyproterone acetate and ethinyl estradiol. Clinical and endocrine effects in 10 cases. Acta Obstet. Gynecol. Scand. *60* (1981) 295–300.

[23] Gallegos, A. J., D. L. Berliner: Transformation and conjugation of dehydroepiandrosterone by human skin. J. Clin. Endocrinol. *27* (1967) 1214.

[24] Garner, P. R., B. Chir, N. Poznanski: Treatment of servere hirsutism resulting from hyperandrogenism with the reverse sequential cyproterone acetate regimen. J. Reprod. Med. *29* (1984) 232–236.

[25] Gomez, E. C., P. Frost: Testosterone metabolism and androgenic effect. In: W. Montagna, E. J. van Scott, R. B. Stoughton (eds.): Advances in biology of skin, vol. XII, Pharmacology and the skin, pp. 367–379. Appleton Century Crofts, New York 1972.

[26] Greenblatt, R. B.: Idiopathic hirsutism. In: R. B. Greenblatt, V. B. Mahes, R. D. Gambrell (eds.): The cause and management of hirsutism – A practical approach to the control of unwanted hair, pp. 131–136. The Parthenon Publishing Group, Carnforth (UK) – New Jersey (USA) 1987.

[27] Greenblatt, R. B., V. B. Mahesh, R. D. Gambrell: The cause and management of hirsutism – A practical approach to the control of unwanted hair. The Parthenon Publishing Group, Carnforth (UK) – New Jersey (USA) 1987.

[28] Hamilton, J. B.: Male hormone substance – A prime factor in acne. J. Clin. Endocrin. *1* (1941) 570.

[29] Hamilton, J. B., G. E. Mestler: Low values for sebum in eunuchs and oophorectomized women. Proc. Soc. Exp. Biol. Med. *112* (1963) 374–378.

[30] Hammerstein, J.: Possibilities and limits of endocrine therapy. In: J. Hammerstein, U. Lachnit-Fixson, F. Neumann, G. Plewig (eds.): Androgenization in women – Acne, seborrhoe, androgenic alopecia and hirsutism, pp. 221–238. Excerpta Medica, Amsterdam – Oxford – Princeton 1980.

[31] Hammerstein, J.: Cyproterone acetate (the European experience). In: R. B. Greenblatt, V. B. Mahesh, R. D. Gambrell (eds.): The cause and management of hirsutism – A practical approach to the control of unwanted hair, pp. 147–159. The Parthenon Publishing Group, Carnforth (UK) – New Jersey (USA) 1987.

[32] Hammerstein, J., B. Cupceancu: Behandlung des Hirsutismus mit Cyproteronacetat. Dtsch. Med. Wochenschr. *94* (1969) 829–834.

[33] Hay, J. B., M. B. Hodgins: Metabolism of androgens by human skin in acne. Brit. J. Dermatol. *91* (1974).

[34] Holdaway, I. M., M. S. Croxson, H. K. Ibbertson et al.: Cyproterone acetate as initial treatment and maintenance therapy for hirsutism. Acta Endocrinol. *109* (1985) 522–529.

[35] James, V. H. T., A. Goodall: Androgen production in women. In: S. L. Jeffcoate (ed.): Androgens and antiandrogen therapy, pp. 23–40. John Wiley & Sons, Chichester – New York – Brisbane – Toronto – Singapore 1982.

[36] Jeffcoate, S. L.: Androgens and anti-androgen therapy, vol. 1, John Wiley & Sons, Chichester – New York – Brisbane – Toronto – Singapore 1982.

[37] Jones, K. R., M. Katz, C. Kreyzer et al.: Effect of cyproterone acetate on rate of hair growth in hirsuite females. Brit. J. Dermatol. *105* (1981) 685 – 692.

[38] Kirschner, M. A., C. W. Bardin: Androgen production and metabolism in normal and virilized women. Metabolism *21* (1972) 667 – 688.

[39] Kirschner, M. A., S. Sinahamahapatra, I. R. Zucker et all.: The production, origin and role of dehydroepiandrosterone and delta-5-androstendiol as androgen prehormones in hirsuite women. J. Clin. Endocrinol. Metab. *37* (1973) 183 – 189.

[40] Luderschmidt, Ch., G. Plewig: Clinical and experimental parameters in dermatology for studying the efficacy of sex hormones. In: J. Hammerstein, U. Lachnit-Fixson, F. Neumann, G. Plewig (eds.): Androgenization in women, pp. 193 – 208. Excerpta Medica, Amsterdam – Oxford – Princeton (1980).

[41] Mauvais-Jarvis, P., G. Charransol, F. Bobas-Masson: Simultaneous determination of urinary androstenediol and testosterone as an evaluation of human androgenicity. J. Clin. Endocrinol. Metab. *36* (1973) 452 – 459.

[42] Mauvais-Jarvis, P., F. Kuttenn, I. Mowszowicz: Hirsutism. Monographs on Endocrinology, vol. 19. Springer Verlag, Berlin 1981.

[43] Molinatti, G. M., M. Messina, C. Manieri et al.: Current approaches to the treatment of virilizing syndromes. In: G. M. Molinatti, L. Martini, V. H. T. James (eds.): Androgenization in women, pp. 179 – 193. Raven Press, New York 1983.

[44] Moltz, L., F. Haase, U. Schwartz et al.: Die Behandlung androgenisierter Frauen mit intramuskulär applizierbarem Cyproteronacetat. Geburtshilfe Frauenheilkd. *43* (1981) 281 – 287.

[45] Moltz, L., U. Schwartz, J. Hammerstein: Die klinische Anwendung von Antiandrogenen bei der Frau. Gynäkologie *13* (1980) 1 – 17.

[46] Moltz, L., U. Schwartz, J. Hammerstein: Management of cutaneous virilism with cyproterone acetate. In: S. L. Jeffcoate (ed.): Androgens and anti-androgen therapy, pp. 113 – 143. John Wiley & Sons, Chichester – New York – Brisbane – Toronto – Singapore 1982.

[47] Neumann, F.: Pharmacology and potential use of cyproterone acetate – A review. Horm. Metab. Res. *9* (1977) 1 – 13.

[48] Neumann, F.: Chemie, Biochemie und pharmakologische Grundlagen der Antiandrogene. Deutsches Ärzteblatt – Ärztliche Mitteilungen *75(28)* (1978) 1633 – 1640.

[49] Neumann, F.: Klinik der Antiandrogene. Deutsches Ärzteblatt – Ärztliche Mitteilungen *75(29)* (1978) 1691 – 1699.

[50] Neumann, F.: Antiandrogene – Grundlagen und experimentelle Befunde an der Haut. In: C. E. Orfanos (ed.): Haar- und Haarkrankheiten, pp. 961 – 1009. Gustav Fischer Verlag, Stuttgart – New York 1979.

[51] Neumann, F.: Pharmacology and clinical use of anti-androgens: A short review. Irish J. Med. Science *151(3)* (1982) 61 – 70.

[52] Neumann, F.: Pharmacology of antiandrogens. In: G. Molinatti, L. Martini, V. H. T. James (eds.): Androgenization in women, pp. 155 – 178. Raven Press, New York (1983).

[53] Neumann, F.: Pharmacological basis for clinical use of antiandrogens. J. Ster. Biochem. *19(1)* (1983) 391 – 402.

[54] Neumann, F.: Pharmacology and clinical uses of cyproterone acetate. In: B. J. A. Furr, A. Wakeling (eds.): Pharmacology and clinical uses of inhibitors of hormone secretion and action, chapt. 7, p. 132. Baillière Tindall, London – Philadelphia – Toronto 1987.

[55] Neumann, F.: Pharmacological aspects of cyproterone acetate. In: A. E. Schindler (ed.): Antiandrogen-estrogen therapy for signs of androgenization, pp. 23 – 40. Walter de Gruyter, Berlin – New York 1987.

[56] Neumann, F., H. Hamada: Intrauterine Feminisierung männlicher Rattenfeten durch das stark gestagen wirksame 6-chlor-delta6-1.2-methylen-17alpha-hydroxyprogesteronacetat. 10. Symposium der Deutschen Gesellschaft für Endokrinologie, Wien 1963 ‚Schilddrüsenhormone und Körperperipherie, Regulation der Schilddrüsenfunktion', pp. 301 – 304. Springer Verlag Berlin – Göttingen – Heidelberg 1964.

[57] Neumann, F., B. Schenck: Antiandrogens: Basic concepts and clinical trials. In: G. R. Cunningham, W.-B. Schill, E. S. E. Hafez (eds.): Regulation of male fertility, pp. 93 – 104. Martinus Nijhoff Publishers. The Hague – Boston – London 1980.

[58] Neumann, F., H. Steinbeck: Antiandrogens. In: O. Eichler, A. Farah, H. Herken, A. D. Welch (eds.): Handbook of Experimental Pharmacology, pp. 235 – 484. Springer Verlag, Berlin – Heidelberg – New York 1974.

[59] Neumann, F., M. Töpert: Pharmacology of antiandrogenes. J. Ster. Biochem. *21(5B)* (1986) 885 – 895.

[60] Neumann, F., R. von Berswordt-Wallrabe, W. Elger: Aspects of androgen-dependent events as studied by antiandrogens. Rec. Progr. Horm. Res. *26* (1970) 337 – 410.

[61] Neumann, F., W. Elger, H. Steinbeck: Drug-induced intersexuality in mammals. Annual Conference of the Society for the Study of Fertility, Newcastle, 1968. J. Reprod. Fertil. Suppl. 7 (1969) 9 – 24.

[62] Neumann, F., W. Elger, H. Steinbeck: Antiandrogens and reproductive development. Philosophical Transactions of the Royal Society of London, *Series B 259* (1970) 179 – 184.

[63] Neumann, F., M. Hümpel, Th. Senge at al.: Cyproterone acetate – biochemical and biological basis for treatment of prostatic cancer. In: G. H. Jacobi, R. F. Hohenfellner (eds.): Prostate cancer. Book series International perspectives in urology, pp. 269 – 302. Williams & Wilkins Co., Baltimore/USA 1982

[64] Neumann, F., A. Schleusener, M. Albring: Pharmacology of antiandrogens. In: J. Hammerstein, U. Lachnit-Fixson, F. Neumann, G. Plewig (eds.): Androgenization in women – acne, seborrhoe, androgenic alopecta and hirsutism. Lectures and discussions of a symposium, Berlin 1979, pp. 147 – 192. Excerpta Medica, Amsterdam – Oxford – Princeton 1979.

[65] Neumann, F., A. Schleusner, M. Hümpel: Antiandrogene. Pharmakologische Grundlagen. Gynäkologie *12* (1979) 228 – 242.

[66] Plewig, G.: Acne vulgaris: proliferation cells in sebaceous glands. Brit. J. Dermatol. *90* (1974) 623.

[67] Pochi, P. E., J. S. Strauss: Endocrinologic control of the development and activity of the human sebaceous glands. J. Invest. Dermatol. *62* (1974) 191.

[68] Pochi, P. E., J. S. Strauss, H. Mescon: Sebum secretion and urinary fractional 17-ketosteroid and total 17-hydroxycorticoid excretion in male castrates. J. Invest. Dermatol. *39* (1962) 475 – 483.

[69] Pochi, P. E., J. S. Strauss, D. T. Downing: Skin surface lipid composition, acne. Pubertal development and urinary excretion of testosterone and 17-ketosteroids in children. J. Invest. Dermatol. *69* (1977) 485.
[70] Rony, H. R., S. J. Zakon: Effect of androgen on the sebaceous glands of human skin. Arch. Dermatol. Syphilol. *48* (1943) 601–604.
[71] Sansone, G., R. M. Reisner: Differential rates of conversion of testosterone to dihydrotestosterone in acne and in normal human skin – possible pathogenic factor in acne. J. Invest. Dermatol. *56* (1971) 366–372.
[72] Sawers, R. S., V. A. Randall, M. J. Iqbal: Studies on the clinical and endocrine effect of anti-androgens. In: S. L. Jeffcoate (ed.): Androgen and anti-androgen therapy, pp. 145–168. John Wiley & Sons, Chichester – New York – Brisbane – Toronto – Singapore 1982.
[73] Schindler, A. E.: Antiandrogen therapy for signs of androgenization – An overview. In: A. E. Schindler (ed.): Antiandrogen-estrogen therapy for signs of androgenization, pp. 15–20. Walter de Gruyter, Berlin – New York 1987.
[74] Schindler, A. E., K. Mangold, E. Friedrich et al.: Therapy of androgenetic symptomatology with cyproterone acetate and ethinyl estrandiol. Arch. Gynäk. *225* (1978) 103–107
[75] Schleusener, A., M. Albring, F. Neumann: Pharmacology of old and new antiandrogens. In: S. L. Jeffcoate (ed.): Androgens and anti-androgen therapy, chapt. 4, pp. 71–93. John Wiley & Sons, Chichester – New York – Brisbane – Toronto – Singapore 1982.
[76] Shapiro, B. H., A. S. Goldman, H. F. Steinbeck et al.: Is feminine differentiation of the brain hormonally determined? Experimentia *32* (1976) 650–651.
[77] Stahl, N. L., C. R. Teeslink, G. Beauchamps et al.: Serum testosterone levels in hirsute women: a comparison of adrenal ovarian and peripheral vein values. Obstet. Gynecol. (New York) *41* (1973) 650–654.
[78] Strauss, J. S., P. E. Pochi: The quantitative gravimetric determination of sebum production. J. Invest. Dermatol. *36* (1961) 293–298.
[79] Strauss, J. S., P. E. Pochi: The hormonal control of sebaceous glands. In: W. Montagna, R. A. Ellis, A. F. Silver (eds.): Advances in biology of skin, vol. 4, pp. 220–254. Pergamon Press, Oxford 1963.
[80] Strauss, J. S., A. M. Klingman, P. E. Pochi: The effect of androgens and estrogens on human sebaceous glands. J. Invest. Dermatol. *39* (1962) 139–155.
[81] Tezon, J. G., M. H. Vazquez, J. A. Blaquier: Androgen-controlled subcellular distribution of its receptor in the rat epididymis: 5alpha-dihydrotestosterone-induced translocation is blocked by antiandrogens. Endocrinology *111* (1982) 2039–2045.
[82] Töpert, M., I. Zabel, M. Ziegler: Thin layer gel filtration as a method for routine steroid receptor binding studies. Analyt. Biochem. *62* (1974) 514–522.
[83] Vermeulen, A.: Transport and distribution of androgens at different ages. International Symposium on androgenes and antiandrogens, Milan 1976.
[84] Vermeulen, A., T. Stoica, L. Verdonck: The apparent free testosterone concentration, an index of androgenicity. J. Clin. Endocrinolo. Metab. *33* (1971) 759–767.
[85] Weinheimer, B., G. W. Oertel, W. Leppla et al.: Plasma steroid concentrations of adrenal venous blood from women with and without hirsutism. In: A. Vermeulen (ed.): Androgens in normal and pathological conditions, pp. 36–41. Excerpta Medica, Amsterdam 1966.

[86] Wendt, H., R. Hümmelinck: The effect of cyproterone acetate on some endocrinological parameters. In: J. Hammerstein, U. Lachnit-Fixson, F. Neumann, G. Plewig (eds.): Androgenization in women – acne, seborrhoe, androgenetic alopecia and hirsutism. Lectures and discussions of a symposium, Berlin 1979, pp. 259–265. Excerpta Medica, Amsterdam–Oxford–Princeton 1979.

[87] Werder, K. von, H. Ettinger, G. C. Thenaers et al.: Plasma testosterone in hirsute women: Diagnostic significance of stimulation-suppression tests. Acta Endocrinol – (Copenhagen) *Suppl. 152* (1971) 16.

[88] Wheatley, V. R.: Sebum lipogenesis and acne. Cutis *17* (1976) 475.

[89] Wiechert, R., F. Neumann: Gestagene Wirksamkeit von 1-Methyl- und 1,2-Alpha-methylen-steroiden. Arzneimittelforsch. *15* (1965) 3–16.

[90] Wilson, J. D., J. D. Walker: The conversion of testosterone to 5-androstan-17β-ol-3-one (dihydrotestosterone) by skin slices of man. J. Clin. Invest. *48* (1969) 371.

[91] Wotiz, H. H., H. Mescon, H. Doppel et al.: The in vitro metabolism of testosterone by human skin. J. Invest. Dermatol. *26* (1956) 113.

[92] Zaun, H.: Hirsutism and androgenic alopecia. Clinical and diagnostic aspects. In: J. Hammerstein, U. Lachnit-Fixson, F. Neumann, G. Plewig (eds.): Androgenization in women – acne, seborrhoe, androgenic alopecia and hirsutism, pp. 86–992. Excerpta Medica, Amsterdam–Oxford–Princeton 1980.

Pruebas clínicas con Diane®-35

F. Nürnberger

Diane®-35 versus Diane®

Diane® und Diane®-35 contienen como gestágeno acetato de ciproterona en una dosificación de 2 mg por gragea; se diferencian solamente en la dosificación de estrógenos (0,05 mg frente a 0,035 mg de etinilestradiol por gragea).

En un estudio randomizado de doble ciego para comparar Diane®-35 con Diane®, efectuado en Alemania, Austria, Inglaterra, Francia, Dinamarca, Holanda, Italia y Suiza, 425 mujeres que padecían acné leve a moderada, seborrea e hirsutismo leve fueron tratadas durante 9 meses con estos preparados [1]. 207 mujeres recibieron Diane® durante 1.555 ciclos, y 218 Diane®-35 durante 1.695 ciclos.

El resultado fue que ninguno de ambos preparados se distinguió sustancialmente del otro en cuanto a sus efectos terapéuticos. En los casos de acné facial y seborrea, Diane®-35 presentó un efecto terapéutico de comienzo más rápido (después del 3er ciclo: Diane®-35: 51,9%, Diane®: 41,7%). Después del noveno ciclo los resultados fueron esencialmente iguales (Diane®-35: 91,5%, Diane®: 89,6% de curaciones). Asimismo, el aumento de pilificación facial regresó completamente durante el 9º ciclo con Diane®-35 en 44,4%, y con Diane® en 48,8% de los casos.

Los efectos colaterales atribuidos al componente estrogénico, tales como tensión mamaria, edemas, aumento de peso (más de 2 kg), vómitos, cloasma y alteraciones varicosas, fueron observados más rara vez con Diane®-35 que con Diane®. El control del ciclo fue estable con ambos preparados, y no aconteció embarazo alguno durante el estudio.

Diane®-35 versus Neo-Eunomin®

En otro estudio comparativo randomizado, de doble ciego y multicéntrico, llevado a cabo en una policlínica principal universitaria y en 6 consultas dermatológicas privadas de Berlín (Oeste), hemos comparado Diane®-35 con

Table 1 Numero y distribución de las pacientes

	Total	Tratamiento con POB	Tratamiento sin POB
Diane®-35	36	26	10
Neo-Eunomin®	37	27	10

Tabla 2 Distribución de las pacientes por edades

	< 18	18–24	25–34 años
Diane®-35	13,9% (n = 5)	52,8% (n = 19)	33,3% (n = 12)
Neo-Eunomin®	5,3% (n = 2)	73,3% (n = 28)	21,1% (n = 8)

el preparado bifásico Neo-Eunomin®, de efecto asimismo antiandrogénico, en 73 mujeres de edades comprendidas entre 16 y 35 años (ver las tablas 1 y 2) afectas de acné vulgar leve a grave. 11 comprimidos de Neo-Eunomin® contenían 1 mg de acetato de clormadinona combinados con 50 µg de etilnilestradiol, y otros 11 comprimidos contenían 2 mg de acetato de clormadinona en combinación con 50 µg de etilnilestradiol. Previamente se excluyeron las contraindicaciones para un tratamiento con hormonas. Todas las pacientes consintieron después de haber sido informadas. 36 mujeres fueron tratadas con Diane®-35, y 37 con Neo-Eunomin®, durante 6 ciclos menstruales. Durante los 3 primeros ciclos se permitió un tratamiento local con peróxido de benzoílo (POB) en caso necesario (tabla 1). Las características clínicas de la acné (comedones, pápulas, pústulas, nódulos y quistes) fueron contadas y fotografiadas antes de iniciar el estudio y después de los ciclos 3º y 6º. También se registraron el peso corporal, la presión arterial, el número de lavados de cabello, y las manifestaciones acompañantes (tabla 3). Ya han sido publicados resultados preliminares de 50 pacientes [2].

Tabla 3 Parámetros

- Características de la acné
  - Comedones
  - Pápulas
  - Pústulas
  - Nódulos
  - Quistes
- Número de lavados de cabello
- Peso corporal
- Presión arterial
- Efectos colaterales

Tabla 4 Número total de lesiones de acné en el rostro, sin tratamiento con POB

	Mediana de la reducctión en % 3er ciclo	6º ciclo
Diane®-35	68 (n = 10)	92 (n = 10)
Neo-Eunomin®	45 (n = 9)	72 (n = 6)

Tabla 5 Número total de lesiones faciales de acné bajo tratamiento con peróxido de benzoílo

	Mediana de la reducción en % 3er ciclo	6º ciclo
Diane®-35	56 (n = 25)	87 (n = 24)
Neo-Eunomin®	51 (n = 26)	75 (n = 24)

Resultados

La tabla 4 muestra el número total de lesiones de acné en la cara después de los ciclos 3º y 6º tras el inicio del tratamiento con Diane®-35 y con Neo-Eunomin®, en las pacientes que durante los tres primeros ciclos no recibieron ninguna terapéutica suplementaria con peróxido de benzoílo. A pesar del escaso número de pacientes se nota con ambos preparados una clara reducción de todas las lesiones faciales después de transcurridos 3 ciclos de tratamiento. La regresión fue con todo más ostensible con el Diane®-35 (68%) que con el Neo-Eunomin® (45%). La mejoría de las lesiones faciales de acné siguió progresando durante los 6 meses de tratamiento, siendo al final del estudio del 92% para el Diane®-35 y del 72% para el Neo-Eunomin®.
El tratamiento suplementario con peróxido de benzoílo durante los tres primeros ciclos no pareció presentar ventaja alguna frente al empleo aislado de Diane®-35 o de Neo-Eunomin®.

La tabla 5 muestra cómo la notoria reducción de las lesiones de acné durante los tres primeros ciclos fue más conspicua con el Diane®-35.

La reducción de las lesiones de acné continuó durante los 3 ciclos siguientes, si bien no tan rápidamente como al principio.

La valoración global por el investigador en el caso de terapia aislada con Diane®-35 o con Neo-Eunomin® adjudicó una elevada eficacia y mejores resultados en el tratamiento de la acné vulgar para el Diane®-35 que para el Neo-Eunomin®.

Como resultados ulteriores pueden ser retenidos:

Peso corporal: el peso corporal no varió con ninguno de ambos preparados (tabla 6)

Presión arterial: la presión arterial no fue influida (figuras 1–4)

Lavados de cabello: el número de lavados de cabello, al parecer más influido por la costumbre que por la necesidad, permaneció invariable.

Tabla 6 Peso corporal

	Previamente	3er ciclo	6º ciclo
Diane®-35	63,1 kg (n = 36)	62,7 kg (n × 34)	62,7 kg (n = 32)
Neo-Eunomin®	60,6 kg (n = 38)	61,2 kg (n = 35)	60,2 kg (n = 28)

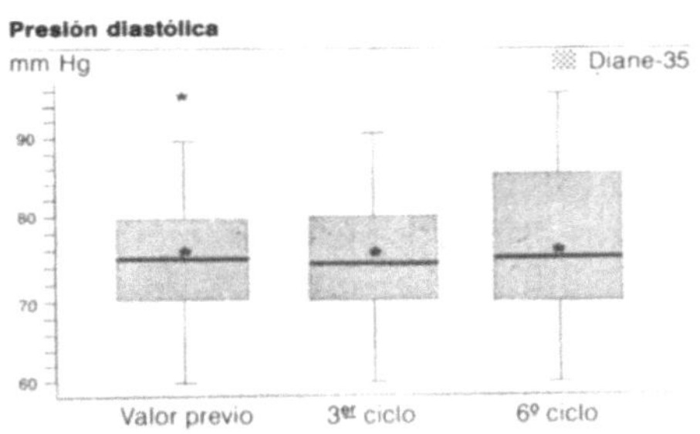

Figura 1 Diane®-35: Presión arterial diastòlica

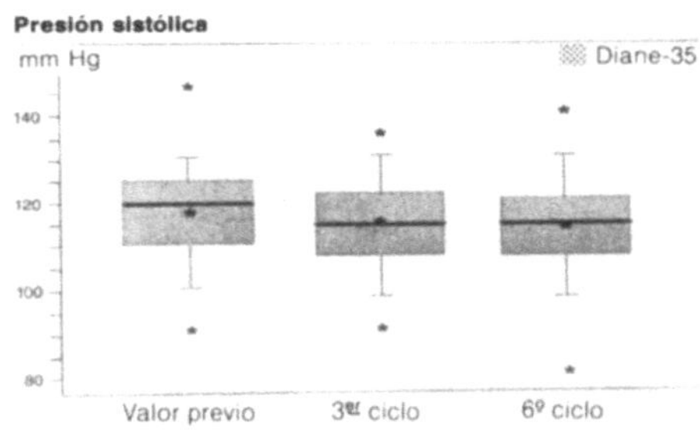

Figura 2 Diane®-35: Presión arterial sistólica

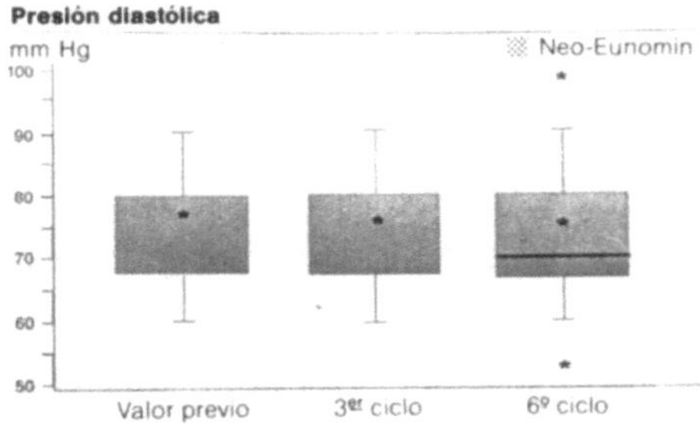

Figura 3 Neo-Eunomin®: Presión arterial diastólica

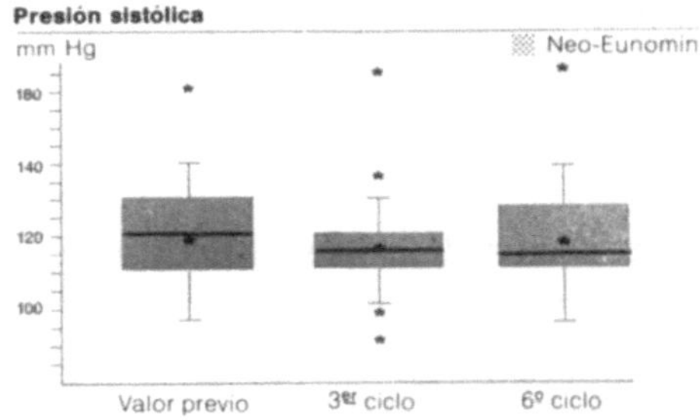

Figura 4 Neo-Eunomin®: Presión arterial sistólica

La figura 5a–c muestra una paciente de 26 años antes del tratamiento con Diane®-35 y después de los ciclos 3º y 6º bajo tratamiento con este medicamento.

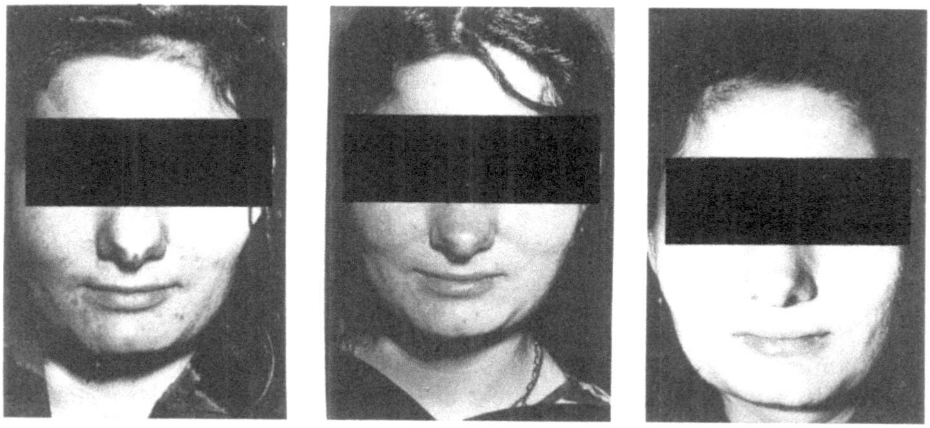

Figure 5 Paciente de 26 años antes (5a), después del 3er (5b) y después del 6º ciclo (5c) bajo tratamiento con Diane®-35.

Efectos colaterales

Tensión mamaria, mareos, nerviosismo, depresiones y dolores de cabeza fueron tolerables en ambos grupos (tabla 7). Se presentaron además con más frecuencia con el Neo-Eunomin®, siendo probablemente atribuibles al mayor contenido estrogénico de este último.

Tabla 7 Efectos colaterales

	Diane®-35			Neo-Eunomin®		
	Previamente	3er ciclo	6º ciclo	Previamente	3er ciclo	6º ciclo
Tensión mamaria	3 (8.3%)	4 (11.1.%)	0	3 (7.9%)	6 (15.8%)	5 (13.2%)
Mareos	4 (11.1%)	0	1 (2.8%)	1 (2.6%)	2 (5.3%)	1 (2.6%)
Nerviosismo	8 (22.2%)	3 (8.3%)	3 (8.3%)	2 (5.3%)	5 (13.2%)	2 (5.3%)
Depresiones	1 (2.8%)	0	1 (2.8%)	2 (5.3%)	2 (5.3%)	0
Dolores de cabeza	4 (11.5%)	3 (8.3%)	2 (5.6%)	3 (7.9%)	8 (21.1%)	4 (10.5%)

Table 8 Efectos colaterales conducentes a la interrupción del tratamiento

	Diane®-35	Neo-Eunomin®
Mareo	0	2
Tensión mamaria	0	3
Molestias oculares	0	1
Náusea	1	1
Dolores abdominales	0	2
Hemorragias intermenstruales	0	3
Distimia depresiva	0	1
Aumento de peso	1	1
Dolores de cabeza	0	3
Pérdida de la libido	0	1
Nerviosismo	0	1

Las manifestaciones acompañantes conducentes a la interrupción del tratamiento están alistadas en la tabla 8. Estos efectos colaterales obligaron a interrumpir el estudio en 7 de las pacientes tratadas con Neo-Eunomin®, y sólo en 2 de las tratadas con Diane®-35, lo que en este estudio de doble ciego habla en favor de una mejor tolerancia para el Diane®-35.

Conclusiones

1. Los preparados hormonales con componenete antiandrogénico son eficaces para el tratamiento de la acne vulgaris.
2. El estudio comparativo de doble ciego con Diane®-35 y Neo-Eunomin®, dos preparados de efecto antiandrogénico, muestra que ambos medicamentos son eficaces en caso de acné vulgar.
3. La evaluación global de este estudio indica que el Diane®-35 es más eficaz que el Neo-Eunomin® en caso de acne vulgaris.
4. El tratamiento local suplementario con peróxido de benzoilo durante los 3 primeros ciclos no aportó aparentemente ningún efecto adicional.
5. Los efectos colaterales observados durante los 6 ciclos de tratamiento fueron tolerables, y especialmente escasos bajo el tratamiento con Diane®-35.

Bibliografía

[1] Aydinlik, S., U. Lachnit-Fixon, J. Lehnert: Östrogenreduzierter Ovulationshemmer zur Aknetherapie. Doppelblindstudie zum Vergleich von Diane®-35 gegen Diane. Fortschr. Med. *104* (1986) 547–551.

[2] Nürnberger, F.: Comparison of Diane®-35 with Neo-Eunomin® from the dermatological viewpoint. In: A. E. Schindler (ed.): New Developments in Biosciences 3. Antiandrogen-Estrogen Therapy for Signs of Androgenization, pp. 197–206. Walter de Gruyter, Berlin–New York 1987.

[3] Nürnberger, F.: Vergleich von Diane®-35 mit Neo-Eunomin® aus dermatologischer Sicht. In: A. E. Schindler (ed.): Antiandrogen-Östrogentherapie bei Androgenisierungserscheinungen, pp. 205–214. Walter de Gruyter, Berlin–New York 1988.

Frecuencia de recidivas de acné tras el tratamiento con Diane®-35

L. Török, M. Kása

Introducción

El tratamiento hormonal más eficaz de la acné es hoy la combinación de estrógenos con la sustancia antiandrogénica acetato de ciproterona [5]. En los estudios multicéntricos de doble ciego llevados a cabo durante los últimos años, así como en las investigaciones comparativas, el Diane®-35 ha demostrado ser tan eficaz como el preparado Diane®, que contiene 50 µg de etinilestradiol [1, 2, 4]. El nuevo preparado Diane®-35, junto con su seguro efecto anticonceptivo, presenta menos efectos colaterales dependientes de los estrógenos, e influye menos sobre los parámetros metabólicos y hemostáticos. Su efecto terapéutico parece además empezar más tempranamente que cuando se trata con Diane®.

Lamentablemente, también a continuación de un tratamiento hormonal de la acné hay que contar con la aparición de recidivas. Hemos investigado la evolución de la acné y de la seborrea subsiguientes al tratamiento con Diane® en lo que concierne a la frecuencia de recidivas.

Colectivo de pacientes y metódica

Se sometieron al tratamiento 40 pacientes jóvenes dispuestas a colaborar estrechamente y que no tomaron anticonceptivo alguno durante el período posterapéutico de observación. Treinta y una pacientes de una edad promedio de 19,4 (16 – 31) años acudieron para su evaluación; la duración media de mantenimiento de los síntomas fue de 2,8 (0,5 – 9) años. La distribución de la acné según las formas de esta enfermedad presentó el cuadro siguiente: 27 acnés pápulo-pustulosas, 3 acnés conglobadas y 1 acné excoriada. En 8 casos existía asimismo un hirsutismo leve. La acné de las pacientes era de grado moderado. Con tratamiento precoz externo y sistémico (25 mujeres recibieron tetraciclina, 2 eritromicina y 2 Diane®) no pudo obtenerse una remisión de los síntomas.

Antes del comienzo del tratamiento distribuimos el grado de las lesiones de acné en el rostro, la espalda y el escote, así como el grado de seborrea (grasa de la piel y del cuero cabelludo, caspa), en tres categorías. En las investigaciones de laboratorio se efectuaron las correspondientes pruebas de función hepática y determinaciones de lípidos séricos. Además, las pacientes fueron ginecológicamente investigadas (incluyendo exclusión de embarazo) y su presión sanguínea arterial controlada. Estas exploraciones fueron repetidas a los 6 meses o bien al finalizar el tratamiento. Además se tomaron tres fotografías de las enfermas (antes y después del tratamiento, así como en caso de aparición de recidivas). La duración del tratamiento fue de 9 a 12 meses. Las pacientes recibieron Diane®-35 hasta la desaparición de los síntomas, continuándose después el tratamiento durante 3 meses (cuatro casos fueron tratados 9 meses, tres 10, seis 11 y dieciocho 12 meses). Las pacientes que no resultaron libres de síntomas transcurridos 6 meses, recibieron Diane®-35 durante un máximo de 12 meses. Las mujeres acudieron mensualmente para las exploraciones de control, en las que se atendió a la evolución de las lesiones acneicas, de la presión arterial, del peso corporal y de los efectos colaterales. El período posterapéutico de observación fue en todos los casos de por lo menos tres meses.

Resultados

Al finalizar el tratamiento (9 ó 12 meses), 24(77,4%) de las 31 pacientes estaban libres de síntomas, y el estado de las 7 restantes había mejorado.

El primer signo de mejoría fue la disminución de la seborrea, por término medio al cabo de 3(2—9) meses. La regresión de los síntomas de acné comenzó como promedio a los 4,5 (2—7) meses. Para alcanzar una completa libertad de síntomas fueron necesarios tratamientos de 5 a 12 meses (media: 8,4). La tabla 1 presenta la completa regresión de los síntomas o la cuantía de la mejoría. De esta tabla se induce que los síntomas de acné disminuyeron en grado máximo en el dorso, después en el escote y finalmente en la cara. El primer síntoma seborreico que desapareció fue la grasa cutánea, después la del cabello y finalmente la formación de caspa.

La cuestión de la frecuencia de recidivas pudo ser estudiada en 24 pacientes curadas. Transcurrido un mes, 19 de ellas (79,2%) permanecían libres de síntomas. A los 2 meses 11(45,8%) pacientes estaban todavía libres de recidivas, mientras que a los 3 meses lo estaban 7(29,2%) y a los 4 meses 4(16,7%)(figura 1). En el primer mes los síntomas de acné recidivaron en 5 casos (20,8%): en cuatro pacientes en el rostro, y en una en la espalda. En el segundo mes se presentaron recidivas en 13 casos (54,2%): en 8 pacientes

Tabla 1 Efecto terapéutico del Diane®-35 (tasa de curaciones/mejorías en porcentajes; 31 pacientes)

	Durante el tratamiento: 3 meses	6 meses	9 meses	Después del tratamiento Duración del tratamiento: 9–12 meses
Acné				
Cara (n = 31)	32.3	48,4	77,4	90,3
Escote (n = 25)	24	64	92	96
Dorso (n = 27)	48,1	85,2	96,3	100
Seborrea				
Piel grasa (n = 31)	87,1	93,6	96,8	100
Cabello graso (n = 24)	41,7	58,3	79,2	83,3
Caspa (n = 14)	0	14,3	50	71,4

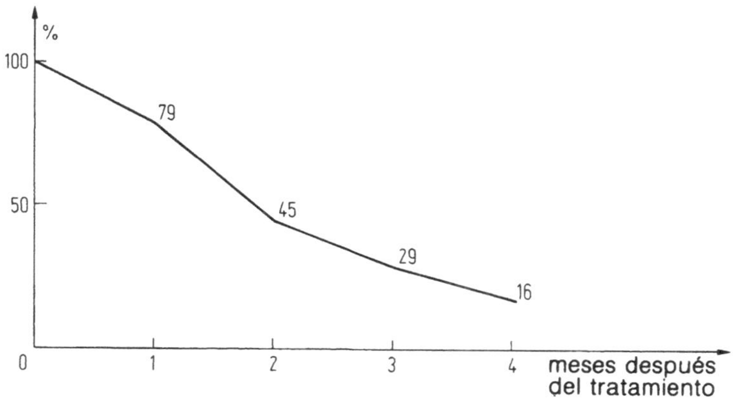

Figura 1 Proporción de pacientes libres de síntomas después del tratamiento (100% ≙ 24 pacientes)

en la cara, en 2 en la espalda, en otras 2 en la cara y el escote, y en una paciente en la cara, el escote y el dorso. Transcurridos 3 meses las recidivas aparecieron en 17 casos (70,8%): en el rostro en 6 casos, en el escote en uno, en la cara y el escote en 2, en la cara y espalda en 2, y en la cara, escote y espalda en 6 casos.

En la tabla 2 (que incluye junto a las pacientes libres de síntomas las pacientes que presentaron mejoría) puede verse que, con arreglo a las regiones corporales, las recidivas más frecuentes se presentaron en el rostro, y después, y en cuantía similar, en el escote y en el dorso. La figura 2 muestra la

Tabla 2 Porcentaje de pacientes libres de síntomas y de pacientes con mejoría *después* del tratamiento (Dates en porcentajes; 31 pacientes)

	1 mesa	2 meses	3 meses después del tratamiento
Acné			
Cara (n = 31)	77,4	54,8	38,7
Escote (n = 25)	96	88	60
Dorso (n = 27)	96,3	88,9	63
Seborrea			
Piel grasa (n = 31)	90,3	64,5	38,7
Cabello graso (n = 24)	83,3	75	50
Caspa (n = 14)	71,4	71,4	57,1

distribución de la totalidad de los registros de acné en cada una de las regiones corporales, en el transcurso del tratamiento, o en los períodos de observación sin tratamiento. La edad de las pacientes con recidivas (n=17; 18,5 años) fue menor que la edad promedio de las que permanecieron libres de síntomas (n=7; 21,4 años).

El síntoma seborreico más recidivante en los intervalos libres de síntomas, o en las pacientes que habían mejorado, fue la grasa cutánea. Los síntomas seborreicos del cuero cabelludo recidivaron en cuantía aproximadamente

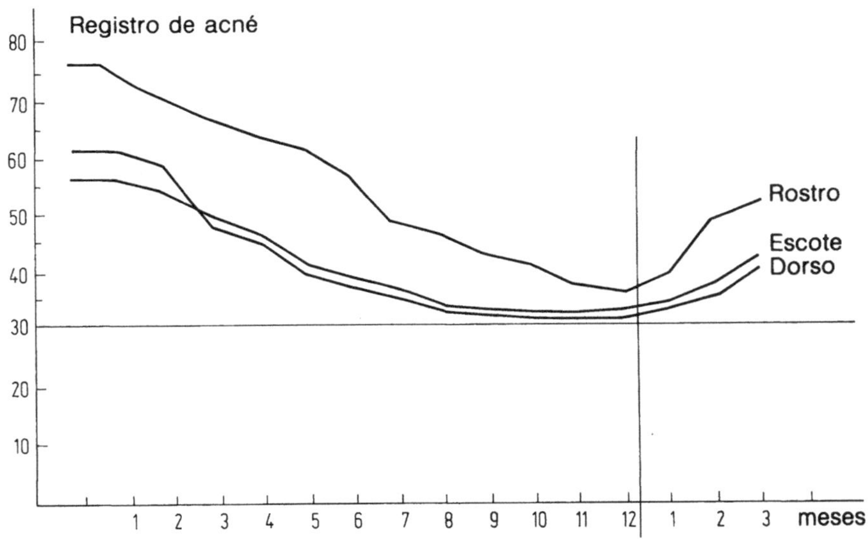

Figura 2 Evolución de la acné (n = 31)

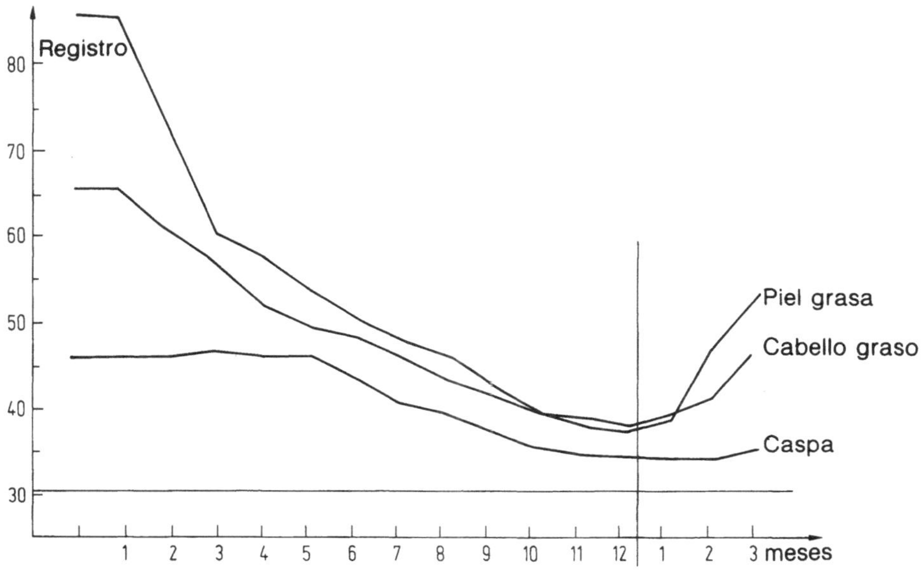

Figura 3 Evolución de la seborrea (n = 31)

similar (tabla 2). La figura 3 presenta la evolución de los síntomas seborreicos durante el tratamiento y en los períodos de observación libres del mismo.

Tres de las 7 mujeres que habían mejorado permanecieron en este estado. En cuatro casos aconteció un empeoramiento. El hirsutismo moderado permaneció inalterado en 6 de 8 casos, desapareciendo en 2 pacientes.

En 18 de 31 casos se dieron efectos colaterales, que fueron de naturaleza transitoria y no hicieron necesaria una interrupción del tratamiento. En 12 casos se dieron náuseas, tensión mamaria en 3, cervicalización en 3, aumento de la presión arterial en 2, hemorragias de manchado ("spotting") en 2, dolores de cabeza en 2, mareos en 1 y aumento de peso en otro caso.

Discusión

En 24 de las 31 pacientes de acné (77,4%) conseguimos la ausencia de síntomas en el transcurso de un tratamiento de 9 a 12 meses con Diane®-35. Referido al colectivo total de pacientes, la proporción de curaciones-mejorías fue del 100%, puesto que las 7 mujeres no curadas presentaron con todo una mejoría: la mejor proporción de curaciones-mejorías ocurrió en la espalda

(100%), siguiendo el escote (96%) y el rostro (90,3%). Este porcentaje fue algo mejor que el comunicado por Aydinlik y colaboradores en un estudio multicéntrico de doble ciego [1].

Apenas hemos encontrado datos sobre la frecuencia de recidivas en el tratamiento hormonal de la acné [3]. De todas formas, el estudio de las recidivas viene aún más dificultado por el hecho de que estas pacientes se encuentran en la fase reproductora de la vida, utilizando en su mayoría anticonceptivos hormonales o un tratamiento con Diane®. La acné es una dermatosis de curación normalmente espontánea al comienzo de la veintena. Este hecho también debe ser considerado al estudiar las recidivas que aparecen tras diferentes tratamientos. La terapia hormonal de la acné se cuenta entre las terapéuticas morbostáticas, dado que al interrumpir el tratamiento entran de nuevo en vigor los factores patogénicos originarios, sobre todo la producción incrementada de sebo. Por tanto, en el enjuiciamiento de las recidivas puede ser atribuido un papel continuo a la edad de los pacientes.

Las recidivas ocurrieron con relativa rapidez, habiéndose presentado de nuevo síntomas acneicos en 70,8% de las enfermas hacia el final de la fase trimestral de observación. La edad promedio de las pacientes libres de recidivas (21,4 años) fue superior a la edad promedio de las pacientes que las presentaron (18,5 años), lo que corresponde con la historia natural de la enfermedad. Las recidivas aparecieron primero en el rostro, y después, prácticamente en forma simultánea, en el escote y el dorso. El primer síntoma seborreico en aparecer fue el incremento de grasa cutánea; este incremento fue paralelo al empeoramiento de los síntomas de acné.

En resumen es constatable que tras un tratamiento antiandrogénico-estrogénico hay que contar con recidivas en la mayoría de los casos. Existe una demostrable dependencia entre la predisposición a las recidivas y la edad de las personas afectas. La reaparición de síntomas coincide con una reaparición de la seborrea. Contemplando estos hechos, es recomendable un tratamiento permanente con Diane®-35 para las mujeres jóvenes en edad propicia para la acné.

Bibliografía

[1] Aydinlik, S., U. Lachnit-Fixson, J. Lehnert: Östrogenreduzierter Ovulationshemmer zur Aknetherapie. Fortschr. Med. *104* (1986) 547–551.

[2] Colver, G. B., P. S. Mortimer, R. P. R. Dawber: Cyproterone acetate and two doses of oestrogen in female acne; a double-blind comparison. Br. J. Dermatol. *118* (1988) 95–99.

[3] Fanta, D.: Hormone Therapie of Acne. Clinical and Experimental Principles. Springer-Verlag, Wien – New York 1980.

[4] Fugere, P., R. K. L. Percival-Smith, S. Lussier-Cacan et al.: The comparative efficacy and safety of Diane-35® versus Diane-50® in the treatment of moderate to severe acne and seborrhoea: preliminary results. In: A. E. Schindler (ed.): Anti-androgen-Estrogen Therapy for Signs of Androgenization, pp. 217 – 228. Walter de Gruyter, Berlin – New York 1987.

[5] Miller, J. A., P. Wojnarowska, P. M. Dowd et al.: Antiandrogen treatment in women with acne: a controlled trial. Br. J. Dermatol. *114* (1986) 705 – 716.

Tolerancia del Diane®-35 empleado prolongadamente en comparación con otros anticonceptivos orales

M. Breckwoldt

La cuestión del riesgo para la salud que pueda estar ligado a la toma de contraceptivos hormonales ocupa desde hace muchos años a la opinión pública y al mundo especializado: la mayoría de las declaraciones sobre el tema han sido hechas hasta el momento por epidemiólogos, con base en estudios prospectivos o retrospectivos. En estas investigaciones se describe la aparición de alteraciones de la salud concomitantes con la toma de contraceptivos hormonales. De estos datos se calcula un riesgo relativo, contemplado en dependencia con la toma de contraceptivos hormonales.

Los efectos colaterales indeseables descritos se refieren:

1º al sistema cardiovascular
2º al sistema de la coagulación
3º al metabolismo lipídico
4º al metabolismo glicídico
5º a la función hepática [2, 9, 10, 12–15]

Estos avisos sobre potenciales efectos colaterales indeseables han conducido a una reducción del riesgo para la salud condicionado por el empleo de anticonceptivos orales. Esta reducción ha sido alcanzada mediante reducción de las dosis, desarrollo de nuevos gestágenos y de nuevas combinaciones. De un inhibidor de la ovulación moderno se espera que evite con seguridad el embarazo, que garantice un aceptable control del ciclo y que esté libre de efectos metabólicos indeseables. Estos requisitos son ampliamente cumplidos por todos los contraceptivos orales de baja dosificación hoy disponibles. En este capítulo se plantea la cuestión de si el preparado de combinación Diane®-35 (2 mg de acetato de ciproterona y 0,035 mg de etinilestradiol) se atiene a estos criterios.

El acetato de ciproterona en combinación con 50 µg de etinilestradiol ha mostrado ser un medicamento eficaz en el tratamiento de manifestaciones de virilización como acné, seborrea oleosa, hirsutismo y alopecia androgénica. Simultáneamente, la toma de este preparado viene acompañada de una inhibición segura de la ovulación. La reducción de la dosis diaria de estrógenos a 35 µg de etinilestradiol no supuso disminución alguna de la eficacia terapéutica, pareciendo incluso mejorar los resultados cosméticos [1, 4–6, 8]. Se supone que la favorable eficacia terapéutica en caso de manifestaciones de androgenización depende parcialmente de que este preparado de baja dosificación estimula en mayor grado la síntesis hepática de SHBG que otros anticonceptivos orales [5, 6, 18]. Por otra parte, la eficacia anovulatoria no resulta disminuida, puesto que la dosis inhibitoria de la ovulación con el acetato de ciproterona es de 1 mg diario [17].

Hasta el momento no se dispone de datos publicados sobre la acción del Diane®-35 sobre el sistema cardiovascular. En lo que concierne al sistema de la coagulación se informa sobre un aumento significativo del fibrinopéptido A con incremento simultáneo del potencial fibrinolítico [3]. De estos hallazgos puede concluirse que no es de esperar ningún efecto nocivo sobre el sistema plasmático de coagulación ni sobre la función trombocitaria durante la toma de este inhibidor de la ovulación. La problemática sobre la interpretación de tales hallazgos ha sido discutida por Mammen [11].

En cuanto al efecto de los contraceptivos orales sobre el metabolismo lipídico, se sabe que los gestágenos con efecto androgénico parcial inducen una reducción, dependiente de la dosis, de las concentraciones séricas de las HDL-colesterol [9, 10]. A la fracción HDL-colesterol se le atribuye un efecto cardioprotector. Era pues lógico buscar, para los contraceptivos orales, gestágenos libres de efectos androgénicos residuales, o bien que pudieran ser aplicados en dosis tan escasas que no hicieran esperar efectos desventajosos sobre el metabolismo lipídico. De las investigaciones de Haspels y van der Vange [6] se desprende que tanto el desogestrel como el acetato de ciproterona, en combinación con el etinilestradiol, inducen un incremento de las fracciones HDL2-colesterol. Esto parece excluir efectos nocivos del acetato de ciproterona sobre el perfil lipoproteico. Dado que el acetato de ciproterona es un gestágeno con efecto antiandrogénico, teóricamente no habría que esperar efectos desventajosos. En este sentido hay que interpretar también las investigaciones de Silfverstolpe et al. [16].

No se dispone de datos sobre efectos desfavorables sobre el metabolismo lipídico del acetato de ciproterona en combinación con el etinilestradiol. Tampoco se sabe si con el empleo prolongado de Diane®-35 aparecen tumores hepatocelulares benignos, como los que han sido descritos con otros inhibidores de la ovulación [2, 12].

Comparando Diane®-35 con otros anovulatorios de baja dosificación, se concluye que este preparado cumple todos los criterios hoy exigibles para un inhibidor de la ovulación de baja dosificación. Este preparado se distingue además por sus propiedades antiandrogénicas, superiores a las de de los restantes anovulatorios, pudiendo ser empleado como sustancia terapéuticamente eficaz en caso de indicación pertinente. Esto afecta sobre todo a las pacientes con manifestaciones de virilización causadas por una hiperandrogenemia ovárica [5].

Bibliografía

[1] Aydinlik, S., U. Lachnit-Fixson, J. Lehnert: Östrogenreduzierter Ovulationshemmer zur Aknetherapie. Fortschr. Med. *104* (1986) 547–551.

[2] Baum, J. K., F. Holtz, J. J. Bookstein et al.: Possible association between benign hepatomas and oral contraceptives. Lancet *II* (1973) 926.

[3] Bruni, V., D. Rosati et al.: Wirkungen eines antiandrogenen Kombinationspräparates auf das hämostatische System. Fortschr. Med. *105* (1987) 55.

[4] Carlborg, L.: Cyproteroneeacetate versus levonorgestel combined with Ethinlestradiol in the treatment of acne. Acta Obstet. Gynecol. Scanc. Suppl. *134* (1986).

[5] Falsetti, L., G. A. Casarotti et al.: A new association of ethinylestradiol (0,035 mg) cyproteroneacetate (2 mg) in the therapy of polycystic ovary syndrome. Acta Europ. Fertil. *17* (1986) 19–28.

[6] Haspels, A. A., N. van der Vange: Neue Aspekte der Therapie mit einem Östrogen-Antiandrogen-Kombinationspräparat: Cyproteronacetat (2 mg) und Ethinylestradiol, (0,035 mg). In: A. E. Schindler (ed.): Antiandrogen-Östrogentherapie bei Androgenisierungserscheinungen, pp. 9–14. De Gruyter, Berlin–New York 1988.

[7] Imman, W. H. N., M. P. Vessey, B. Westerholm et al.: Thromboembolic disease and the steroidal content of oral contraceptiveds. A report to the Comittee on Safety and Drugs. Br. Med. J. *2* (1970) 203.

[8] Kaiser, E.: Klinische Erfahrungen mit Diane®-35 dem zur Zeit am niedrigst dosierten antiandrogen wirkenden hormonalen Kontrazeptivum. Gebh. Frauenheilk. *46* (1986) 738.

[9] Knopp, R. H., C. E. Walden, P. W. Wahl et al.: Oral contraceptive and postmenopausal estrogen effects on lipoprotein triglyceride and cholesterol in an adult female population: Relationship to estrogen and progestin potency. J. Clin. Endocrinol. Metab. *53* (1981) 1123.

[10] Larsson-Cohn, U., L. Wallentin, G. Zador: Effects of three different combinations of ethinylestradiol and levonorgestrel on plasma lipids and high density lipoproteins. Acta Obstet. Gynecol. Scand. (Suppl.) *88* (1979) 56.

[11] Mammen, E. F.: Oral contraceptives and blood coagulation. A critical review. Am. J. Obstet. Gynecol. *142* (1982) 781.

[12] Mays, E. T., W. M. Christopherson: Sex steroids and hepatic growth. In: A. A. Haspels, C. R. Kay (eds.): Intern. Symposium on Hormonal Contraception. Excerpta Medica. Amsterdam 1978.

[13] Royal College of General Practioner's: Oral Contraceptives and Health. Putman, London 1974.

[14] Royal College of General Practioner's: Oral Contraception Study. Mortality among oral contraceptive users (Beral, V.). Lancet *2* (1977) 727.

[15] Royal College of General Practioner's: Oral Contraception Study. Further analysis of mortality in oral contraceptive users. (P. M. Layde, V. Beral) Lancet *1* (1981) 541.

[16] Silfverstolpe, G., U. B. Lindberg, L. Enk et al.: Auswirkungen von Cyproteronacetat als Monosubstanz und in Kombination mit Erhinylestradiol auf die Serumlipide. In: A. E. Schindler (ed.): Antiandrogen-Östrogentherapie bei Androgenisierungserscheinungen, pp. 181–188. De Gruyter, Berlin–New York 1988.

[17] Spona, J., J. Huber, J. B. Schmidt: Inhibierung der Ovulation mit 35 µg Äthinylöstradiol und 2 mg Cyproteronacetat (Diane®-35). Geburtsh. Frauenheilk. *46* (1986) 435.

[18] Zurth, Chr., U. Täuber: Pharmakokinetik von Cyproteronacetat und Ethinylestradiol während der Behandlung mit Diane®-35: Vergleich Raucherinnen und Nichtraucherinnen. In: A. E. Schindler (ed.): Antiandrogen-Östrogentherapie bei Androgenisierungserscheinungen, pp. 43–52. De Gruyter, Berlin–New York 1988.

Empleo y aplicación del Diane®-35 en la consulta dermatológica

D. Fanta

Introducción

El dermatólogo práctico se encuentra por una parte frente a un amplio espectro de formas diferentes de acné, definidas por su etiología y por sus manifestaciones clínicas, y por otra frente a una dilatada paleta de modernos medicamentos antiacneicos. Pero en el tratamiento de la acné sólo puede alcanzarse un resultado satisfactorio cuando se elige conscientemente la terapéutica adecuada para la forma de acné presente. Y esto vale también para los antiandrógenos.

En esta ponencia, tras analizar un vasto colectivo de enfermos, en parte procedentes de un estudio multicéntrico (30 dermatólogos examinaron a 734 pacientes), y en parte procedentes de la propia consulta (224 pacientes), se procederá a la exposición del valor de los antiandrógenos en la consulta dermatológica.

Colectivo de enfermos

En lo que concierne a la distribución por sexos, 63,7% de los pacientes fueron mujeres y 36,3% varones. La distribución por edades abarcó de los 14 a los 30 años, con excepciones aisladas de más edad. En ambos sexos predominaron los grupos de edades entre 14 y 17 años (36% de los varones, 27% de las mujeres) y 18–21 años (36% de los varones, 30% de las mujeres). Al contrario que los varones, las mujeres todavía están representadas con un 21% después de los 25 años (tabla 1). En lo referente a las formas de acné, la más frecuente en ambos sexos es la acné el pápulo-pustulosa (50% de los varones, 54% de las mujeres), seguida de la acné comedónica (27% de los varones, 36% de las mujeres) (tabla 2). Casos graves como acné nodosa y acné conglobada, que por sí mismas son de aparición rara, predominan en los varones.

Tabla 1 Distribución por edades de los pacientes de acné

	14–17	18–21	22–25	> 25	mayores de 25
Varones (n = 230)	36%	36%	19%	10%	100%
Mujeres (n = 404)	27%	30%	22%	21%	100%

Tabla 2 Distribución por sexos de las formas de acné

	A. comed.	A. papul.	A. nodosa	A. conglob.	
Varones (n = 230)	27%	50%	11%	12%	100%
Mujeres (n = 404)	36%	54%	6%	4%	100%

Indicaciones

La decisión de aconsejar una terapia hormonal sistémica a pacientes en su mayoría muy jóvenes debe ser tomada tras una selección rigurosa, para la que la primera orientación viene dada por el cuadro clínico.

Considerando el mecanismo de acción sobre la piel de la combinación estrógenos-antiandrógenos – mecanismo sobre todo sebosupresor, antiinflamatorio, y, según investigaciones recientes, inhibidor de la proliferación epitelial en los conductos excretores foliculares [1, 4] – la indicación es sobre todo pertinente en caso de formas inflamatorias con acentuada seborrea. No obstante, es de esperar una influencia positiva sobre todas las formas acneicas, también sobre los comedones no inflamatorios. Para estos últimos se dispone por lo demás de la tretinoína, insuperable en lo concerniente a sus propiedades comedolíticas, por lo que esta sustancia debe ser administrada preferentemente siempre que no exista deseo concomitante de anticoncepción.

Para el proceder práctico ulterior se recomienda plantear la pregunta sobre la toma de contraceptivos orales (COs) a toda paciente mayor de 16 años. Esta pregunta fue contestada negativamente por 70% de las pacientes de este colectivo, correspondiendo sobre todo a la primera categoría de edades, por debajo de 17 años (35,3%) y entre 18 y 21 años (28,6%). De entre las que tomaban la píldora, 30% indicaron emplear Diane®-35, es decir, 10% de todas las pacientes con acné. La pregunta abarcó tanto primeras visitas como controles. Comparativamente, 67% de los pacientes de acné de esta encuesta son tratados con peróxido de benzoilo, 40% con tretinoína, 27% con antibióticos sistémicos y 6% con ácido 13-cis-retínico, llevándose casi siempre a cabo una terapéutica combinada.

Otra pregunta informativa afecta a la exacerbación premenstrual: 62% de las pacientes sin COs la refieren, mientras que de las pacientes tratadas con Diane® sólo lo hacen un 14%, y de las pacientes tratadas con otros COs un 61%. También había que preguntar por alteraciones del ciclo: caso de que existan, o bien si se refiere una erupción tardía y muy repentina de acné, hay que proceder a un esclarecimiento endocrinológico, puesto que podría tratarse de uno de los raros casos de acné sintomática (ovario poliquístico, luteoma, tumor suprarrenal).

Hay que considerar un tratamiento antiandrogénico en primer lugar en todas las pacientes afectas de acné infecciosa y que están tomando COs. En este colectivo, y tras acuerdo con el ginecólogo responsable del tratamiento, hay que recomendar con cierta insistencia el cambio de terapéutica. Esto tropezó a veces con resistencias en el caso del Diane®, fundamentadas en su elevada dosis estrogénica. Este argunmento queda enervado ahora por el Diane®-35.

Otro grupo que también debería ser sometido a terapia antiandrogénica es el de aquellas mujeres que refieren una acentuada exacerbación premenstrual. El dermatólogo encargado del tratamiento debe comunicar a estas pacientes la posibilidad de una terapéutica hormonal. Si están dispuestas a someterse a ella, se recomienda referirlas al ginecólogo para el aclaramiento de las contraindicaciones y establecimiento de la terapia. Pero además hay que concertar controles dermatológicos regulares, puesto que al menos en los primeros meses casi siempre se efectúa una terapéutica combinada, y además todo el cuadro cutáneo se modifica bajo el tratamiento antiandrogénico.

En un colectivo propio de pacientes se interrogó a 39 de las mismas sobre su actitud frente a la terapia antiandrogénica: sólo 7 pacientes estaban dispuestas a aceptarla. Los argumentos aportados en contra fueron en el grupo de edad inferior a 21 años la edad y la ausencia de necesidad de contracepción, mientras que en el grupo de edades entre 21 y 25 años fueron referidos deseo de hijos y aversión por principio frente a los COs. En el grupo de mayores de 25 años, algunas pacientes no estuvieron dispuestas a someterse a una terapéutica hormonal después de la ligadura tubárica, o bien se negaron a causa de efectos colaterales sufridos con tomas anteriores de la píldora (tabla 3). Sorprendentemente, casi todas las pacientes en las que con arreglo al grado de acné no era de esperar un éxito terapéutico solamente con tratamiento tópico, y que se habían negado a tomar la píldora, aceptaron la toma de tetraciclinas o de ácido 13-cis-retínico. De aquí se deduce la necesidad de conversaciones más profundas y esclarecedoras con gran parte de las pacientes, para hacer que aceptaran la píldora como tratamiento de la acné.

Tabla 3 Pacientes de acné sin contraceptives orales (n = 39)

Edad	Motivos del rechazo	n	Cambio a terapia antiandrogénica
14–17	demasiado joven	5	0
18–21	demasiado joven	5	3
	ninguna necesidad	2	
21–25	deseo de hijos	4	3
	rechazo	5	
	ninguna necesidad	1	
más de 25	deseo de hijos	1	1
	interrupción	3	
	efectos colaterales	5	
	falta de eficacia	1	

Tratamiento suplementario e higiene

Aunque, como ya se ha dicho, y con base en consideraciones teóricas concernientes al mecanismo de acción de los antiandrógenos, el fin debería ser una monoterapia, la práctica enseña que el éxito deseado casi siempre aparece con retraso, y que algunas pacientes todavía no presentan resultados óptimos aun transcurridos 6 a 9 meses de tratamiento con Diane® o con Diane®-35. Finalmente se plantea la cuestión de cómo continuar después de la interrupción del tratamiento. Además, y justamente en las pacientes acneicas, es conspicuo el deseo de tratamiento local, que les transmite la sensación de cooperación activa. Todos estos motivos hablan en favor de recomendar una terapéutica suplementaria.

Dado que el comedón es considerado como la primera manifestación de la acné, y que en casi todas las formas de la misma son visibles comedones, desde el principio debería prescribirse sobre todo la combinación con tretinoína. Por lo demás hay que tener en cuenta que, en determinadas circunstancias, tras aproximadamente tres meses, cuando el efecto sebosupresor del Diane® entra completamente en vigor, hay que proceder a un cambio de preparado: mientras que al principio y en caso de piel acentuadamente seborreica se elige una loción, un gel o una torunda, la piel seca tolera mejor las cremas.

En las formas acneicas papulopustulosas, el empleo simultáneo de peróxido de benzoilo o antibióticos locales aporta sobre todo una rápida curación de las pústulas, y con ello un mejor efecto cosmético, lo que resulta en una mayor cooperación de las pacientes. Al respecto también hay que tener en cuenta que los preparados conteniendo peróxido de benzoílo ocasionan frecuentemente una desecación de la piel que llega a ser intolerable, por lo que hay que recetar diluciones basadas en referencia a las cremas.

La cuestión de la finalidad de la combinación Diane® + tetraciclina es respondida por un estudio comparativo de doble ciego, llevado a cabo por Greenwood y colaboradores [3] quienes compararon la monoterapia con Diane® (colectivo 1), la monoterapia con tetraciclina (colectivo 2) y la terapia combinada con Diane® + tetraciclina (colectivo 3). El resultado muestra una inequívoca superioridad del resultado terapéutico en los colectivos 1 y 3 frente al colectivo 2. Entre los colectivos 1 y 3 no se dio ninguna diferencia significativa.

Así pues, la combinación Diane® + tetraciclina no parece tener mucho sentido. Al contrario: la tetraciclina disminuiría el efecto sebosupresor del Diane®, en tanto que incrementa el flujo de sebo, y por tanto la excreción del mismo. El ácido 13-cis-retínico se adecua para la combinación con Diane®: por una parte en las formas nodosas más graves, cuando se quiere alcanzar rápidamente un resultado, y por otra en pacientes en las que a pesar de prolongada terapia con Diane® persiste la aparición de eflorescencias inflamatorias. La administración de ácido 13-cis-retínico requiere una contracepción absolutamente segura, por lo que es lógico el empleo simultáneo de COs.

En lo que concierne a la higiene cutánea general, hay que considerar que aproximadametne a partir del 3er mes de toma de antiandrógenos la piel se torna en general más seca, lo que podría inducir eccemas de exicación en caso de medidas higiénicas inadecuadas. Los syndets, celebrados por su respeto de la piel, no son adecuados para la limpieza, puesto que de hecho respetan el pH de la piel, pero en su mayoría desecan la misma. Antes bien hay que recomendar suplementos para el baño conteniendo aceite o hidrolizados y condensados de proteínas; además, la piel debe ser cuidada con pomadas del tipo de emulsión aceite/agua.

En caso de aparición de acné por detergentes o por cosméticos, hay que apartar a las pacientes de medidas de limpieza demasiado drásticas, así como del empleo desmesurado de preparados cosméticos, aunque éstos sean ofrecidos bajo el nombre de "cosméticos para acné". Los lavados con detergentes muy desengrasantes, así como el recubrimiento en forma de máscara de las lesiones, son ciertamente expresión de la situación de necesidad psíquica de la paciente, pero para el proceso de curación de la acné estas medidas suponen un estorbo.

Tras interrumpir la terapia con antiandrógenos hay que contar con recidivas en más del 50% de los casos transcurridos algunos meses [2]. En este período son aconsejables controles dermatológicos frecuentes, para en caso necesario poder comenzar tempranamente con un tratamiento tópico, susceptible muchas veces de mantener el éxito terapéutico.

Bibliografia

[1] Calman, K. C., A. V. Muir, J. A. Hilne: A new method for the screening of antiandrogens in human skin. Br. J. Derm. *82* Suppl. 6/26 (1970).
[2] Fanta, D.: Akne: klinische und experimentelle Grundlagen zur Hormontherapie. Springer, Wien – New York 1978.
[3] Greenwood, R., L. Brummit, B. Burge et al.: Eine vergleichende Doppelblindstudie über Tetrazykline und Diane®, allein und in Kombination in der Behandlung der Akne. In: A. E. Schindler (ed.): Antiandrogen-Östrogentherapie bei Androgenisierungserscheinungen, pp. 215 – 224. Walter de Gruyter, Berlin – New York 1988.
[4] Holmes, R. L., M. Williams, W. C.. Cunliffe: Pilo-sebaceous duct obstruction and acne. Br. J. Dermatol. *87* (1972) 327 – 332.